临床护士出院计划实践指引

主编 芦鸿雁

科学出版社

北 京

内 容 简 介

本书依据循证护理原则，结合临床护理专家多年的工作经验，在参阅国内外相关文献的基础上编写而成。本书内容分为四章，第一章为出院计划基础理论，重点介绍出院计划发展的背景及内容；第二章为出院计划临床实践，重点阐述了出院计划各阶段实施过程；第三章为出院计划实施的关键，重点介绍患者从入院评估到出院的各阶段关键任务；第四章为国内外出院计划实践案例，主要介绍国内外出院计划实施流程。

本书内容系统全面，图表丰富，既可指导临床护士开展出院计划服务，也可作为各级医院出院计划服务规范化培训、继续教育及临床实践参考用书。

图书在版编目（CIP）数据

临床护士出院计划实践指引 / 芦鸿雁主编. -- 北京：科学出版社，2025.6. -- ISBN 978-7-03-081655-9

Ⅰ．R47

中国国家版本馆 CIP 数据核字第 2025LF8885 号

责任编辑：康丽涛　刘天然 / 责任校对：张小霞
责任印制：肖　兴 / 封面设计：龙　岩

科 学 出 版 社 出版
北京东黄城根北街 16 号
邮政编码：100717
http://www.sciencep.com

北京中石油彩色印刷有限责任公司印刷
科学出版社发行　各地新华书店经销

*

2025 年 6 月第　一　版　　开本：787×1092　1/16
2025 年 6 月第一次印刷　　印张：9 3/4
字数：221 000
定价：68.00 元
（如有印装质量问题，我社负责调换）

《临床护士出院计划实践指引》编写人员

主　编　芦鸿雁
副主编　张晓娜　袁　萍
编　者　（以姓氏汉语拼音为序）

　　　　常　艳　丁　玲　党　慧　段吉隆
　　　　冯向侃　蒋希芮　李鑫丹　刘志萍
　　　　芦鸿雁　路　露　王　蓓　吴珍珍
　　　　薛佳丽　余　芳　袁　萍　张　瑞
　　　　张　雪　张文月　张晓娜　赵　杰

前　言

随着社会经济的发展，人类寿命延长，各国面临的医疗问题日益突出，医疗开支与日俱增，患者从医院回归到家庭、社区后的生存质量成为医疗卫生机构和医务人员关注的重点。《全国护理事业发展规划（2021—2025）》强调，应不断完善和落实出院计划，减轻患者痛苦，缓解医疗压力，建立完善的"医院—社区—家庭"出院计划服务体系。出院计划是指促进患者从一个环境顺利转到另一个环境（包括医院、养老院、患者家中或其亲属家中）的护理过程，核心是评估和明确健康需求，接洽相关机构或部门，实施并评估出院计划，以确保患者出院后获得持续性的照顾，达到最佳的健康状态与生活品质。作为延续护理的重要实施模式，出院计划在国内得到快速发展。《临床护士出院计划实践指引》依据循证护理原则，结合临床护理专家丰富的工作经验，在参阅国内外相关文献的基础上编写而成。本书强调临床实用性，以指导临床医务工作者有效开展出院计划服务，规范出院计划实施流程。

本书共分为四章，第一章出院计划基础理论，重点介绍了出院计划发展的背景及内容；第二章出院计划临床实践，重点阐述了出院计划各阶段实施流程；第三章出院计划实施的关键，重点介绍了患者从入院评估到出院的各阶段关键任务；第四章国内外出院计划实践案例，以案例为切入点介绍了国内外出院计划具体实施流程。本书编排时使用了大量图表，以便于读者理解并参照实施。本书内容系统全面，可作为临床一线护理同仁的参考书，同时还可以作为各级医院出院计划服务规范化培训、继续教育的辅导用书。

本书的出版得到了以下项目的支持。宁夏回族自治区重点研发计划：基于社会生态视角下的老年慢阻肺患者自我管理风险模型及其出院过渡期护理模式的构建与应用示范（2021BEG0311）及宁夏回族自治区重点研发计划科技惠民项目：老年慢阻肺患者出院准备服务模式技术集成与示范推广（2023CMG03047）。本书的编写得到了宁夏医科大学总医院各临床科室和宁夏医科大学各教研室老师的大力支持，在此一并表示诚挚的感谢。本书全体编者都以高度认真负责的态度参与了编写工作，但因学科不断发展，知识更新快，时间仓促和水平所限，不当之处在所难免，恳请广大读者见谅并给予意见和建议。

编 者

2024 年 8 月

目　　录

第一章　出院计划基础理论 ··1
　第一节　出院计划 ··1
　第二节　出院计划与护理 ···6
　第三节　出院计划发展的背景 ···14
　第四节　照护管理与出院计划 ···16
　第五节　出院计划与社会资源利用 ··19

第二章　出院计划临床实践 ··24
　第一节　出院计划实施流程 ···24
　第二节　院内出院计划体系构建 ··40
　第三节　社区联动制度 ···47

第三章　出院计划实施的关键 ··68
　第一节　出院计划流程 ···68
　第二节　出院计划书的制作 ···82
　第三节　出院计划中的联动 ···90
　第四节　出院计划体系的构建 ···95

第四章　国内外出院计划实践案例 ··127
　第一节　持续性康复在1例脑梗死残留瘫痪及言语障碍患者中的应用 ··············127
　第二节　出院计划模式在1例慢性阻塞性肺疾病急性加重期患者中的应用 ·······131

参考文献 ··139

第一章　出院计划基础理论

第一节　出　院　计　划

随着社会经济的发展和医疗服务模式的转变，为患者提供连续协调的健康服务、实现各医疗服务机构之间的无缝衔接，即连续医疗服务，成为一种必然趋势。出院计划应以患者为中心，以其需求为导向，在患者和家属的积极参与及配合下，通过多学科、多机构之间的协调合作，保障连续医疗服务的顺利实施。

一、出院计划的概述

出院计划起源于美国 1910 年的持续性护理照顾及转介系统。1947 年，Montefioro 医院照顾方案（Hospital Care Program, HCP）第一次以医院为基础开展出院计划，此后不断有学者提出开展出院计划可以减少不必要的住院。1972 年，在《社会安全修正法案》（Social Security Amendments，SSA）的推动下，出院计划服务实施质量得到极大保证，美国医疗机构评审联合委员会（the Joint Commission on Accreditation of Healthcare Organization, JCAHO）也将出院计划服务纳入医院必须给患者提供的项目。目前各国对出院计划指南的表述不尽相同，缺乏统一的定义。美国老年人医疗保险制度将出院计划定义如下：通过多学科评估，明确患者从一个医疗机构顺利转介到另一个环境中的个性化需求以确保治疗连续性的过程。美国医院协会（American Hospital Association，AHA）提出：出院计划是一个集中性、协调性、多学科整合的过程，通过多学科专业人员与患者及其家属的共同合作，确保患者在出院后获得持续性的健康照护。英国威尔士卫生局（National Health Service，NHS Wales）认为，出院计划是由多学科小组实施，在患者及照护者的配合下，促使患者顺利从医院转移到照护机构的过程。英国卫生部（Department of Health，DoH）将出院计划定义如下：出院计划不是一个孤立的事件，而是一个过程，它包括发展和实施计划，通过多学科团队、患者和他们的照护者的合作，促进个体从医院转移到适当的照护机构。加拿大卫生部将出院计划定义为在住院患者出院前制订未来计划的准备工作。澳大利亚昆士兰卫生部（Queensland Health，QH）认为，出院计划应在患者入院初期启动，以确保患者出院后回归家庭的过程顺利。2005 年，学者赵岳将出院计划的概念模式引入国内，《老年患者出院准备服务专家共识（2019 版）》将出院准备服务定义如下：秉承以患者为中心的理念，在患者入院后即对其进行评估，筛选出有后续照护需求或有延迟出院风险的患者，由多学科医疗团队共同讨论为患者和家属提供合适的出院后照护计划或协助其转入合适的下级机构或养老机构接受照护，使患者和家属能安心地离开医院，同时保证患者得到持续而完整的医疗照护服务。虽各国对出院计划的表述不尽相同，但其核心内容并无明显差异，主要包括以下内容：

（1）出院计划以患者为中心，以患者及家属需求为导向。

（2）出院计划需要患者及家属积极参与并配合。

（3）出院计划需要多学科合作和沟通。

（4）出院计划需要多机构（综合医院、专科医院、社区医院、社区卫生服务站、养老院、家庭等）协调。

（5）出院计划以保障连续医疗服务为目标。

二、出院计划的原则

出院计划的主要原则因医疗体系、地域文化等差异及各个国家的出院计划服务体系不同而不同，但出院计划一些核心原则是共通的，均需要在执行过程中遵守。

（一）尽早开展，注意时效性

国外相关指南和标准中均提到出院计划应在入院或接受服务时开始，甚至提出入院前就应开始。早期评估患者的情况可以尽早识别患者及其家庭的需求，及时提供有计划的教育、支持、援助，让患者顺利过渡到下一个照护阶段。英、美等国家为了控制医疗成本，有效使用急性医疗资源，不断缩短急性医疗机构的住院时间，都在尽早开展出院计划，以减少患者因缺乏充分的出院计划所导致的出院延迟、再入院和不必要的急诊入院。一般而言，应于患者开始入院或接受医疗服务 24 小时内完成对患者出院风险/困难的筛查，以尽早发现有后续照护需求的患者，为出院照护计划的制订争取更多的时间。对于急危重症入住 ICU 的患者，则应于病情较稳定、转出 ICU 24 小时内完成初次评估。

（二）需要多学科团队和跨机构合作与协调

出院计划是跨学科、跨机构的合作与协调，患者的需求复杂多样，同时也在不断变化。要满足患者不同领域、不同阶段的需求，必须由多学科团队合作提供服务。多学科团队相互合作过程中，需整合多学科团队成员的意见，包括医生、护士、营养师、康复治疗师、药剂师、社会工作者等，并让患者及家属参与其中，为患者提供符合其需求的个性化、综合性、专业性服务。多学科团队的加入在出院计划各个环节都发挥着积极作用，是保证患者出院计划有效性的核心要素之一。当患者需要由一个机构转介到另一个机构时，应该在两个或多个机构之间建立有效对接，如两个机构间签订合作协议等。应在区域卫生机构内建立一套标准化流程或统一协议，有利于跨机构合作。

（三）需要患者及家属的参与

出院计划是以患者为中心，以患者需求为导向的专业服务。患者是开展出院计划的焦点，应早期识别患者与健康有关的需求，据此提供信息及可供选择的资源，帮助患者及其家属做出最适宜的决策，协调机构内外的资源满足这些需求，从而达到促进患者以最佳状态出院的目的，实现连续性照护，最终获得最佳健康结局。患者并不是被动地接受出院计划服务，其以自己对疾病的认识、理解及自身能力影响出院计划的过程和结果，是出院计划中的一部分，应充分发挥患者的主动性。有患者和家属参与制订的出院计划能降低患者的再入院率及出院后的费用。因此，患者及家属应尽早加入出院计划并全程参与，这对于制订有效的出院照护计划具有十分重要的作用。

（四）需要有专人负责协调整个过程

保证出院计划有效实施的条件之一是在病房内有专人（被称为"协调者"）负责协调患者出院计划过程中的各个方面，以确保医疗护理的连续性。协调者在出院计划中是一个非常重要的角色，要求其拥有丰富的实践经验且对出院计划有很好的理解，通常由护士担任。从患者入院开始，协调者便要开始负责协调患者出院计划的各个环节，以支持和促进多学科团队的协作。协调者负责对患者、家属、多学科团队成员、周边社区长期照护机构等服务资源进行沟通协调，促进患者以更高效、经济和连续的方式由医院转出。

（五）需要社会资源参与

出院计划的实施需要延续照护系统的支撑，从而保证患者照护信息的转出和出院后照护的衔接，以降低患者出院后不良结局的发生率，确保出院计划的有效性。社会资源主要指能够使患者得到出院后持续性照护的资源，包括家庭、社区机构或长期照护机构中的资源，如居家护理服务、辅助用具租借服务、日间照护中心、社区卫生服务中心、康复医疗机构等。

三、出院计划的意义

出院计划是急性医疗服务的延伸，其在患者住院初期即考量个案出院后的照护问题，强调疾病的慢性医疗和连续性照顾，从疾病照护的另一个角度使患者、医院、社会三方受益，并在患者就医满意度、医院运行效率、医疗成本开支之间取得较好的平衡。

（1）患者方面：出院计划可使患者和照护者学会居家照护技巧，为患者提供适当的出院安排，促进其最大限度地发挥个人潜能，鼓励其照护者给予支持帮助，减少患者出院的焦虑与担心；提供优质医护服务，实现患者从医院到家庭（或社区及养老机构等）的无缝过渡，确保患者出院后仍可得到持续性的照顾；降低患者非计划性再次入院率及再入急诊率；提高患者和照护者的满意度，节约急性医疗与社区卫生服务成本，减轻患者及家属的经济负担与精神负担。

（2）医院方面：出院计划可缩短患者住院时间，提高床位利用率；增强医疗团队各专业合作人员彼此间的合作，有效整合医疗资源，提升服务质量，提高患者及家属对医疗护理服务的满意度。

（3）社会方面：出院计划可协助整合医院与社区各层次照护资源，通过患者的实质需求，有效利用过渡和中间照护服务，使医疗及社会资源发挥最大的功效。

四、出院计划的内容

各个医院由于服务对象、社会资源网络等的不同，出院计划服务内容项目不尽相同。综合国内外指南和各地区开展情况，患者出院计划应包括以下内容。

（一）住院期间

（1）评估患者后续照护需求，结合患者和家属的意愿拟订照护计划并协助安排。

（2）向患者、家属及照护者提供疾病自我管理知识、相关照护技巧的指导和支持性服务。

（3）针对家庭、心理、社会评估情况，提供后续照护所需服务、可供选择的资源，如申请社会福利、选择后续照护机构等。

（4）根据患者及家属需要，通知多学科医疗团队其他成员提供会诊服务。

（5）根据患者拟出院时的个体情况为其制订详细的出院后照护计划，包括医疗随访计划、用药计划、康复训练计划、健康教育指导、饮食方案或转介其他适宜医疗机构（如转至基层医疗机构、康复机构、长期照护机构）继续后续照护等。

（6）提供社区服务和居家护理服务信息咨询，包括服务类型及费用等。

（7）提供医疗器械、辅助用具租借咨询，如轮椅、气垫床、制氧机、吸痰机、雾化器等。

（8）若患者转入其他机构接受照护，需配合向接收机构提供患者书面资料，并通知社区、接收机构，联系救护车服务，确认出院日期，移交患者贵重物品、用药清单、相关记录等，并请该机构反馈患者在该机构内接受照护的情况。

（二）出院后

（1）电话随访了解患者的病情及接受照护的情况。

（2）为患者进行药物重整，准确收集患者用药史，整理并调整患者用药清单，在患者转介过程中交接药物清单及用药调整情况，告知患者用药种类及各种药物的用法、用量、疗效及副作用。

（3）告知患者出院后复查的时间、地点及内容。

经过不断地发展完善，出院计划的内容已相当完备，几乎涵盖了患者出院时或出院后可能面临的各种情况，包括医疗照护和生活照顾。

五、出院计划的体系

出院计划需要院内、院外多部门的协调合作，也需要医、护、技等团队成员按照一定的工作流程和制度共同参与，其工作体系的搭建可以从结构、过程及结果三个层面进行阐述。

（一）结构层面

结构层面是整个出院计划的基础，也是开展该项工作的先决条件，主要包括医院组织架构、相关制度、经费和人力资源配置、多学科人员的职责界定、工作流程、机构间信息共享及转介等。结构化、系统化、协调性的出院计划体系/程序可促进患者顺利出院，保障其安全。首先，要搭建成立医院层面的出院计划委员会，且有明确的组织架构图，主任委员应由院长或副院长担任，执行秘书由医院专职出院计划护士担任，其他成员应由相关职能部门和业务部门负责人组成。委员会应有明确的工作计划并定期召开会议，其主要职责是全面推动出院计划工作，为工作的开展和进行提供政策支持和必要的帮助。其次，组建科室层面的出院计划小组，组长由科室负责人担任，执行秘书可由科室护理负责人担任，成员则由本专业医师及其他相关医疗专业人员（如科内出院计划护士、康复师、营养师、社会工作者、药师）共同组成。出院计划委员会的主要职责是切实有效地执行并完成出院计划各项具体工作，针对特殊或有代表性的病例定期召开科室个案小组会议，共同商讨出院照护计划。出院计划工作需要院内不同部门甚至院外不同机构间的共同参与，有大量的医疗信息、表格需要传输和随访追踪，因而强大、便捷的信息支撑系统必不可少。最后，还要建立区域内共同协作的医疗资源网络和有效衔接的工作机制，只有拥有充足而合作紧密的院外医疗资源，才能为出院计划服务对象如期出院及时找到出口，并保证后续医疗照护的及时跟进。目前，我国台湾地区拥有丰富的基层医疗资源，如社区医疗机构、个人诊所、居家护理所、安养机构、老人照护中心、康复巴士等，甚至有专门针对特殊人群，如失智老人、残疾人群等的机构，这些机构间彼此功能互补，为出院计划服务的开展提供了很好的基础。

（二）过程层面

过程层面是出院计划服务的实施阶段，如何保证相关工作的顺利有序开展是在这个环节需要考虑的。过程层面主要评价出院计划实施中的细节，包括出院计划运作中的细节，如评估时间、内容、工具、计划制订人员、实施内容、记录文书等。出院计划流程是在患者入院后就开始的，并在整个住院期间持续，而不是在接近出院的时候才开始。这是一个完整的过程，包括筛选、评估、计划、实施和评价。出院计划不可能将所有的患者都纳入其中，其服务对象一般包括出院需要继续康复治疗患者、失智患者、失能患者、独居老人、携带相关管路回家的患者、出院后面临经济困难的患者等，因而制订患者初筛和复筛标准，确定自己的服务对象和范围，是过程中需要考量的一项重要因素。评估是出院计划的第一步，包括高风险患者的筛选及患者出院综合需求的确定，是制订计划方案和实施诊疗照护的基础。筛选指标可分为共同性指标和专科性指标。共同性指标：如住院≥30天、身上带有管路、日常生活活动能力（ADL）评分≤60分、独居且需协助照顾、年龄≥75岁等；专科性指标：需根据各专科患者特点而制订。此外，需具有完整、易书写的记录表格文书。

出院计划服务不仅涉及院内、院外多部门的合作和资料交接，其本身从患者入院到后期随访也有大量的细致工作要完成和记录，因而简化医务人员的文案书写、提高工作效率就显得尤为重要。为此，医疗机构针对工作的每一步，即入院初筛、综合评估、制订照护计划、出院健康指导、部门间转介、召开个案讨论会议、多学科小组讨论记录、出院核查单、出院转介单、院后随访单、评价工具等，都应建立完善、标准化的评估工具及文书表单，并实现表格的信息化和网络共享。

（三）结果层面

结果层面的工作任务就是对出院计划各项工作进行考核、评价，以促进工作的持续改进，因而需要构建适宜的评价内容和指标。目前，我国台湾地区的医疗机构已建立了一整套的工作指标评价体系，既有对工作量考核的评价指标，也有对工作品质监测的评价指标。其中，反映工作量的指标，如个案服务量，即每月及年度开展出院计划服务人数/住院患者总数；出院计划收案率，即最终完成出院计划人数/开展出院计划总人数。工作品质的监测指标：出院计划相关表格记录的完整性；出院计划高危人群筛选的正确率；非计划3天内再入急诊率；非计划14天内再入院率；全院住院＞30天的比例；团队间服务转介达成率；出院计划工作满意度等。由于医疗卫生体制存在差异，各国出院计划的内容不尽相同，相应的评价方式及标准也存在差异。国外文献中出院计划评价的重点主要为住院时间、再入院率、再住院时间、死亡率、患者满意度、日常生活质量、患者照护者的满意度等。

第二节　出院计划与护理

护理是医疗卫生工作不可缺少的部分，是帮助患者或健康人保持、恢复、增进健康的医疗技术服务。护理工作范围不仅限于医院、疗养院等卫生机构，也包括家庭和社会，其工作内容不仅包括临床护理，也包括卫生保健。奥瑞姆（Orem）认为护理的最终目的是促进、维持和恢复个体自理的能力。出院计划被认为是保证连续护理的基础，为患者制订并实施有效出院计划在发达国家已经得到护理工作者和政府健康主管部门的认可和重视，因此实施包括健康评估在内的出院计划更符合患者的健康需求，以及改善医疗护理服务质量。

一、出院计划与照护管理

（一）照护管理的发展

照护管理是健康管理的重要内容，其已逐步成为健康领域关注的热点问题，旨在提供综合的医疗服务，促进人类的健康和福祉，涵盖了疾病预防、治疗、康复、健康管理等各方面，核心理念是个性化、综合化和协同化。世界卫生组织（World Health Organization，WHO）提出，照护管理是一种基于个体需求、全面协调的健康服务，旨在提供持续的、综合的医疗、护理、康复和支持服务，既关注身体健康，也注重心理、社会和环境等因素对健康的影响。照护管理者倡导将个体及其家庭纳入健康照护过程中，并通过提供全面的服务来满足个体身体和心理上的需求。

美国最初使用了"个案管理"这一术语。个案管理是在建立人际关系的同时，明确残疾人的复杂的生活需求，提供符合需求的、体系化的援助服务。个案管理已经发展到帮助需要长期护理的老年人和残障人士，并被引入英国、加拿大、澳大利亚和日本。英国在1990

年颁布实施《国民健康服务和社会照料法》，将"照护管理"这一机制制度化，而不是个案管理。另外，近年来人们面临如慢性病、心理困扰、老龄化等越来越多的健康问题，在全力解决老龄化社会的发达国家及部分发展中国家，为了削减不断增加的医疗费用，采用了避免住院和减少入住率、促进出院的方法，从而达到成本控制的目的。在控制成本或避免过度使用服务的同时，高效率地提供高质量服务是其发展历程。

在日本，照护管理制度曾作为一种政策的实施方式被引入，其服务对象不仅限于残疾人和有照护需求的老年人，还包括身体虚弱者、慢性病患者、疑难杂症患者、痴呆患者、临终关怀对象等更广泛人群。从 1989 年开始，日本居家护理支援中心通过个案管理开展居家支援；1994 年的高龄者介护自立支援系统研究会上发表了日本护理管理系统化的研究报告；2000 年施行的护理保险制度中，护理管理被定位为居家护理支援系统；2006 年施行的《残疾人自立支援法》也将身体、精神、智力等残疾类别的纵向服务进行了一元化，根据统一评价规定残疾程度的服务量，并导入了关怀管理。另外，2006 年 4 月修正的《护理保险法》谋求向预防为主型系统的转换，为承担护理预防和持续护理管理等地区综合护理管理，设立了"地区全面支援中心"。

我国国家卫生健康委员会也陆续出台相关文件，如《关于进一步加强医疗机构护理工作的通知》《关于印发促进护理服务业改革与发展指导意见的通知》等，旨在通过创新护理服务模式，增强人才培养与培训，从而积极应对患者健康需求。随着我国护理高等教育的恢复并进一步发展，护理研究者也在借鉴国外先进的护理理论、管理方法的基础上积极探索适合我国国情的临床护理工作模式及相应的照护管理模式，照护管理组织体系逐步完善，照护管理逐渐从经验管理步入科学管理的崭新时期。

（二）照护管理定义与出院计划的关联

照护管理的定义有诸多版本。1994 年，日本学者白泽政和将照护管理服务对象及其家属的生活问题（需求）与社会资源进行结合，支援服务对象的居家生活；1995 年，美国戴维·麦克斯利提出，照护管理应通过组织和协调正式/非正式的支持网络，以使不同需求的服务对象最大限度地发挥自身功能和健康生活为目的；1998 年，日本学者冷水丰提出，照护管理应为服务对象提供横跨保健、医疗及福利领域的多种居家服务，以满足其持续的需求；2002 年，日本学者京极高宣认为，照护管理是为使服务对象适应满足其需求的医疗保健服务而进行的系统、联合、调整、整合等一系列活动；2003 年，日本学者见平隆指出，照护管理是在自我独立生活的基础上，针对有复合生活需求的人，通过有效提供跨越保健、医疗及福利领域的各种服务，解决不同生活问题（需求）。综上，照护管理是针对有不同生活需求的人，帮助其回归熟悉环境继续生活的方法。此外，日本篠田道子编著的出院计划相关书籍中将照护管理定义如下：拥有多种生活需求的患者及其家属最大限度地发挥自己的能力，通过充分利用各种社会资源，在提高生活质量的同时支援自立的活动。为了最大限度发挥服务对象的"自立能力"，有必要综合评估患者、家属及其社会资源的强弱。所谓"自立"，并不是指 ADL 或工具性日常生活活动能力（IADL）对自立狭义的定义，而是指"以患者自我决定为前提，对自己的生活方式负责"。

出院计划是指在患者和家属的主动参与下，提供教育指导，支持各种服务的活动等，是促进患者从一个环境顺利转到另一个环境（包括医院、老年院、患者家中或其亲属家中）的护理过程，其目的不仅是将生活需求和社会资源相结合，还包括在由患者及其家属自行决定的同时，提高患者的自理能力，旨在确保患者在医院内外环境的转换过程中获得完整且持续的照护计划，包括评估、计划、实施、后续追踪与效果评价等阶段。综上，出院计划的定义、目的及其流程与照护管理相适应。

（三）照护管理的功能

照护管理的核心功能是评估功能和协调功能，需在尊重患者、家属及照护者意愿的前提下，明确身体功能、精神心理、社会环境状况。协调功能是指医务人员针对评估中发现的生活问题（需求），与各专业工作人员合作推进团队医疗，并通过护理合作进行延续护理。此外，还需与地区的服务运营商和设施供应商合作，相互协调，以便综合进行各种支援。有关出院计划的内容也提到，有需求的患者出院时需多个相关机构为其提供最合适的出院计划服务。需注意，照护管理并不限于评估和协调功能，其还具备以下功能。

（1）筛选功能：制订筛选标准，尽早发现并确定需要出院调整的患者及家属，并开始提供援助。

（2）沟通功能：通过与患者及家属面谈、商谈等方式建立信任关系。

（3）教育功能：委托各职业工作者制订符合个性化生活所需的教育指导计划。

（4）赋权功能：将患者和家属原本的强项（如自我照顾能力）作为一种资源（内部资源），并加以利用的功能。另外，还包括开发社会资源（外部资源）的功能。

（5）社会资源信息收集和利用功能：①了解正式/非正式服务的具体提供状况及其特征，为患者及家属提供建议以便灵活运用；②了解医疗、护理保险制度和福利制度等基本社会制度的状况，为患者和家属提供可有效利用的建议。

（6）评价功能：通过利用患者及其家属、专业人员的协同工作，基于专业知识、技术、态度收集并分析信息，明确生活问题（需求）。主要包括：①护理计划的监控和随访调查；②接受出院计划服务的患者的数据积累；③出院协调服务满意度调查，转诊率和平均在院天数等结局调查；④对出院计划的整个过程进行评价，整理问题。

（四）照护管理的流程

照护管理是一个综合性的医疗服务模式，旨在提供全面的照护和支持，以满足个体的健康需求。个性化护理、综合护理和协同照护是健康照护的重要理念，通过定制化的服务、整合的医疗资源和合作的工作环境，已经形成了相关流程。主要流程可以分为7个阶段。

第1阶段：准入。早期发现照护对象并提供必要的支援。此阶段包含：①案例发现；②筛选（援助对象分类）；③援助开始后的签约。但由于存在困难者不会主动寻求援助的情况，需要在地区建立调查系统（筛选参考途径）。

第2阶段：评估。通过信息收集和分析进行专业判断，明确服务对象的生活问题（需求）。此阶段是照护管理的核心功能，也是高质量照护管理的前提条件。但是，专业人员基于专业知识的判断是有限的，在遇到非专业判断时，应尽早向其他专业人员咨询。另外，评估不应由专业人员单方面进行，还需在尊重服务对象及其家属意愿（自我决定）的基础上，积极主动促进多学科团队的高效协调。

第3阶段：制订照护计划。需明确规定目标服务及支持内容、服务提供者及机构、次数、时间、费用等，并进行详细分工。关于服务提供者及机构，除了正式服务外，还需包含家人及邻居的支持等非正式服务。另外，在制订照护计划时，最好在多种职业工作者共同参加的会议上讨论，以评估所获得的生活问题（需求）和目标是否合适等，并将制订好的照护计划告知服务对象，征得同意后签名盖章。

第4阶段：实施照护计划。严格按照照护计划的内容实施，定期听取服务对象及家属的意见，并与服务运营商进行合作。照护负责人在掌握服务实施状况的同时，在出现新需求或需要变更时，通过变更部分服务内容、追加或削减服务量等进行调整。

第5阶段：监测。定期、持续地关注各项服务是否按照照护计划执行到位、目标是否达成、服务对象是否产生新的需求等，必要时对照护计划进行重新评估。监测项目包括：①服务对象及家庭的状况；②服务对象及家属的意愿和意见；③服务对象及家属的满意度；④照护计划服务的实施状况；⑤与服务商的联系；⑥服务的适当性；⑦目标的达成度；⑧计划的修改；⑨投诉处理。

第6阶段：再评估。如果监测结果显示目标未达成、服务对象需求未得到满足或有新的需求时，应进行再评估，并修改护理计划。再评估可细分为定期再评估和临时再评估。

第7阶段：终止。该阶段是用户不再需要护理管理的阶段，包括死亡、住院、自我护理水平提高、状态改善、迁居等。

二、护士与出院计划

出院计划被认为是患者获得有效连续护理的基本保证，最早由美国教育发展中心等部门为老年急症护理的高级护理继续教育项目而设计，其背景是医疗保障政策的变化导致老年急症住院患者住院日缩短，患者出院时尚未痊愈，护理专业人员必须制订与之相适应的护理服务方案以帮助患者应对康复过程中出现的问题。护士在出院计划中起主导作用，除具备出院指导能力，还要具备协调多学科团队合作和整合可利用的健康资源等能力。

（一）护士在出院计划中的地位与角色

英国政府在国家医疗体系出院流程全面改革中强调了护士主导出院计划的重要性。有研究指出：护士是唯一能够主导出院计划实施的专业人员。一方面，护士较其他成员更了解患者的健康需求，通过连续护理评估能准确预估患者今后的护理需求；另一方面，护士在工作中能够顺利实施出院计划。护士每日记录患者的日常治疗及护理，能够比较全面、系统、连续地掌握患者护理资料，容易与患者建立相互信赖的合作关系。另外，护士通过日常观察了解患者探视情况，有助于评估患者的社会支持系统。爱尔兰的出院计划指南中对护士角色的定义如下：收集、评估患者信息，与照护者、初级保健团队建立联系，与多学科小组成员协商，制订并实施出院计划，以满足患者的延续护理需求。

出院计划是合作性计划，在设计及执行该计划的综合团队中，医生、护士、患者及其家属、社会工作者、营养师、理疗师、作业治疗师和呼吸机等必备医疗仪器设备公司的技师等均为重要成员，其中护士扮演着关键的角色。首先，护士较其他成员更为了解患者的健康需求。一旦患者恢复较缓慢或自我照护能力较差，出院后将需要继续护理支持，护士能够及时掌握该情况。特别是对于急危重症患者，只有护士有条件连续地观察、评估患者，并能够与患者方便地沟通和交流，从而更容易与患者建立较为密切和信赖的合作关系。护理工作利于观察和了解患者日常生活状况及探视情况，以准确评估患者的社会支持系统。美、英等国家有关法律规定对护士提出了明确要求，即护理计划必须自患者住院开始，同时在长期计划和目标中应包括出院计划，能否为患者提供良好的出院计划服务已成为衡量医院护理服务水平和能否参与国家医疗保障项目的一项重要指标。护士的相关专业评估也是国家医疗保障项目和某些私人医疗保险项目是否接受和支付患者护理服务项目的重要依据。护理程序要求护士评估患者的护理需求、明确护理问题（或护理诊断）、制订护理目标和实施护理计划并进行动态评估。实践中护理程序与出院计划的步骤、评估和医疗文件记录是一致的。因此，护士在工作中能够顺利实施出院计划。

（二）护士主导出院计划的资质要求

美国医疗保险和医疗补助服务中心（Centers for Medicare & Medicaid Services，CMS）指出，选择实施出院计划的护士时需要考虑以下内容：①具备制订和实施出院计划的必要知识和技能；②具备实施出院计划的经验；③充分了解患者出院时的功能状态及社会状态；④熟悉社区资源等。CMS强调：护士在出院计划中扮演关键角色，出院计划只能由接受过相关培训的高级护士实施。美国护士协会对高级实践护士（advance practice nurse，APN）的要求如下：①研究生学历；②全面的健康评估能力；③发现和处理现存或潜在健康问题的能力；④良好的人际关系能力。英国国家医疗服务体系（National Health Service，NHS）发布的指南对高级实践者的能力要求如下：①能够领导团队，并与团队成员进行有效沟通；②在对患者进行全面评估的基础上，制订并实施计划；③了解临床情况和干预措施，能够对患者适时出院做出判断。目前，国内尚无对实施出院计划护士资质和能力的统一要求，根据现有研究，主要倾向高级职称或高年资护士，如正/副主任护师、主管护师等。

（三）护士在与合作团队制订和实施出院计划过程中的职责

1. 制订实施出院计划所需文档　出院计划文档应简洁清晰。因其他相关专业的人员如医生、理疗师、营养师、社区护士、社会工作者等都可能阅读有关出院计划的资料，文档简洁明了能够使阅读人员迅速发现患者与其专业相关的问题，及时制订相应的计划，以免影响患者出院的时间和出院计划的实施效果。

2. 明确需要接受出院计划的患者　出院计划的主要目标人群包括患者及其照护者，筛查提倡在入院早期开始，旨在尽早识别其健康需求，保证出院计划的动态调整，减少和避免病程各阶段的延误。在临床工作中，护士首先应在患者入院初期根据已制订的筛查标准，尽早明确需要接受出院计划的患者，使得患者在住院初期就接受出院计划。在国外，需要接受出院计划的患者主要包括心肌梗死、脑血管意外、慢性阻塞性肺疾病、阿尔茨海默病、帕金森病、恶性肿瘤、慢性心力衰竭、慢性肾衰竭、高血压和糖尿病等患者。同时，在30

天内再次住院的患者、失禁患者、进食困难患者、长期带管患者、伤口需长期换药患者及无亲友照护的患者，特别是有反复跌倒史的老年患者也需接受出院计划。

3. 准确评估患者出院需求 患者出院需求评估的主要内容包括：①一般社会人口学资料、健康状况、身体功能状态、精神状态、自尊、应激水平、自觉健康状况、住院前治疗护理情况及出院后可能的护理需求等；②患者自我护理情况、详细的服药史、详细的营养史（包括日常进餐时间、次数、能否自己进餐、有无食物过敏、饮食习惯、日常饮食是否注意膳食平衡、是否有治疗限制饮食等）；③社会、环境健康情况，如家属关系、邻里关系等，对于老年患者还应注意其居室情况，如家具摆放是否影响患者日常在居室内活动、灯光是否明亮、卫生间的布局及有无安全防滑措施等。

4. 能够使用有效的沟通技巧和具备专业能力评估患者 对于需要连续护理服务的住院、出院患者，护士必须具备为其进行系统、连续的动态健康评估的专业能力。同时，护士应能够与患者、患者家属、其他临床及社区专业人员进行有效的沟通与协调。

全面地评估是出院计划的第一步。其中，需要护士运用有效的沟通技巧进行护患沟通和同事间的协调与合作。护士与患者有效沟通能全面准确地收集相关资料，护士具备沟通能力及有效地沟通也是顺利完成评估的重要手段。护理需求包括收集资料、评估资料、确定相关护理问题和患者需求三部分。护士在护理评估过程中常使用的交流技巧包括面谈技巧（护士应倾听患者的叙述，同时护士应注意在适当时机提出进一步的有关问题）、准确诠释能力（护士能够根据患者的叙述简明扼要地总结为专业术语以供其他专业人员阅读）、非语言交流技巧（护士应能敏锐地察觉患者对治疗、护理、交流过程的各种非语言的反应及其心理社会需求）、建立良好关系的能力（护士能够克服社会文化等障碍，与患者、患者家属、其他专业人员建立起良好的信任与合作关系）、观察能力（护士能够区别患者对于治疗、护理的正常反应与异常反应）、目标设定能力（护士在制订出当前护理目标的同时，能够敏锐发现或准确预计患者的中期和长期护理需求）。

5. 评估患者出院后能够利用的各种有效资源 出院计划是一个包括患者住院和出院后的连续过程。护士在组织制订和实施出院计划时，应努力为患者特别是老年患者争取各种渠道（政府部门或民间慈善机构或基金组织）的支持，使其能够得到必要的服务。制订出院计划的专科护士应熟悉政府的医疗保障体制、社会医疗保险机制的有关内容。在患者出院前，还需提前与患者居住地当地社区卫生机构、社区支持机构沟通，获得有关方的支持资源。

6. 护患合作，制订个性化出院计划 鼓励患者及其照护者积极参与。美国和加拿大的相关指南要求在整个出院计划过程中应为患者提供鼓励和表达自己生理、心理、社会需求的机会；与患者和照护者进行面对面对话，鼓励其参与出院计划的制订并确保其对讨论信息的理解；为患者及照护者提供个性化出院计划的纸质版本，内容应易于阅读，便于执行。

7. 出院计划质量的动态监测与评价 准确、有效的质量评价体系能够保证护理服务项目的顺利开展与实施。实施出院计划动态监测与评估的目的是评估该出院计划是否能减少患者的再住院率、为患者提供有效的连续护理，以及是否减少了患者、政府卫生福利机构和医疗保险公司相关医疗费用的支出。评估内容包括对出院计划的结构、过程和效果的评价，发现实施出院计划过程中的不足，探讨今后改进的方法等。研究提出，出院计划的质量评价应从结构、过程、结局3个维度进行。

三、过渡期护理与出院计划

（一）过渡期护理

1. 过渡期护理的概念及研究内容 过渡是从一种状态、形式、活动转变到另外一种状态、形式、活动的过程，过渡所经历的时期称为过渡期。患者在经历不同级别护理的同时经历着多种过渡。过渡期护理是指医务工作者为了确保患者在不同机构间和（或）同一机构的不同健康照护部门间进行转移时，健康照护的协调和连续而采取的一系列行动，强调过渡与转移过程中护理工作的连续性，以预防和避免并发症。患者在经历不同级别护理的同时经历着多种过渡：医院—家庭、门诊—家庭、机构—医院、急诊—病房过渡等，将其基本内容概括为3个方面。①医院到家庭的过渡：最常见、研究最多。在从医院治疗环境向居家环境的过渡期间，患者要离开医护人员转入家庭和自我照护，要经历重新认识自我、心理依赖上的改变、对身体功能变化及环境的适应过程，这是需要改变和适应的脆弱时期，需要采取相应的措施使患者安全平稳地过渡，如老年慢性病患者从医院到家庭的过渡。②不同医疗单元中的过渡：是指疾病治疗和康复阶段，由于诊疗环境和护理需求的改变，需要在各级医疗卫生机构间进行转运过渡，或在同一机构不同健康照护部门间进行转移的护理模式，如造血干细胞移植术后患者转入普通病房的过渡。③不同成长阶段的过渡：指随着年龄的增长而引起的过渡。人在不同成长阶段的基本需求、生理心理、疾病发展、治疗用药剂量/方法等也会发生变化，如哮喘患者从儿童到成人的过渡等。

2. 过渡期护理模式及工作内容 目前绝大部分过渡期护理的模式是针对从医院到家庭的过渡期而建立的。

最常见的过渡期护理模式有以下几种。①过渡期护理模式（transitional care model，TCM）：由美国宾夕法尼亚大学学者于1994年在出院计划的基础上发展而来，是出院计划的衍生，沿袭出院计划的过程，该模式包括综合性的出院计划和疾病康复过程中的随访管理。过渡期护士作为主体负责人贯穿于从患者入院评估到出院后随访的整个过程，其采取系列措施提高患者及其照护者在过渡期的自我护理能力，避免患者因疾病恶化而反复入院，改善患者健康状况和生活质量。②照护过渡干预模式（care transition intervention，CTI）：由美国科罗拉多大学 Coleman 教授及其团队所创，是由高级实践护士（APN）主导的多学科团队活动，APN 作为"过渡教练"教导患者及照护者在不同医疗机构转诊时所必需的技能以确保照护服务的延续。③重新设计的出院项目：由美国波士顿大学医学中心于2003年发展起来，旨在改善现存的出院流程。其通过采取确定需要和获得语言帮助、住院期间对患者进行疾病知识教育、制订患者出院计划、药物协调、与患者和家属沟通后安排患者的社区随访计划、对患者出院时尚未获得的检查结果进行追踪、安排出院后患者所需的服务等12种干预措施来改善患者的过渡期照护质量。④社会工作者导航项目：该项目内容包括对高风险老年人的识别、协调出院后服务、家庭电话随访、帮助患者完成社区健康服务如家政服务等,此外还有安全 STEPS 计划和 BOOST(better outcomes for older adults through safe transitions)照护过渡模式等。

国内目前关于过渡期的研究尚不成熟,过渡期护理也主要借鉴国外的模式,如较多学者借鉴采取过渡期护理模式对患者进行过渡期护理,也有部分学者自行构建过渡期护理的模式,这些模式在改善患者生活质量、提高治疗和健康相关行为依从性、增强患者的自护能力等方面有积极作用。过渡期护理模式的工作内容除了向患者提供常规的出院护理计划外,还包括一些相关的材料、人员、服务等。其主要内容:①过渡期护士向患者提供护理评估表、涉及多学科知识的出院需求计划;②患者主管医生向家庭护理机构提供患者所需服务的书面材料;③家庭护理协调者负责向医院咨询并直接与患者及其家庭成员进行交流;④对患者的评估、监督、健康教育及实施照护等在内的一系列家庭护理服务。

3. 过渡期护理模式的特点　　患者在医疗环境之间的转移处于极为脆弱和不稳定的状态,可能遭受功能丧失、疼痛、焦虑、精神错乱等症状,患者及其照护者对面临的情况和过渡过程中的环境及角色转换没有做好充分的准备,无法识别和解决健康问题,导致患者健康结局恶化。过渡期护理模式强调提高患者在不稳定时期的转运质量,并制订合理的过渡期护理计划,从而有效地完成这一特殊阶段的护理服务。过渡期护士是实施过渡期护理的主体,是过渡期护理模式的重要组成部分;过渡期护士的工作贯穿于患者住院期、医院与家庭的转运期,以及患者在家中的康复阶段等整个过程,对患者及其病情的了解、与医护人员的协调等因素对于成功过渡与转运起着关键作用。过渡期护理模式突出护理的综合性和个体化,在患者从医院到家庭这一过渡时期,运用专门的健康干预措施帮助患者最大限度地减少健康状况的下降。其宗旨不在于为患者提供持续照顾,而是对疾病急性发作患者的整个治疗和护理效果进行综合考虑,从而选择最佳方案。

(二)过渡期护理与出院计划的关系

随着医学模式的改变和"整体人"的概念被逐步接受,医务人员开始意识到患者的住院过程只是整个照护过程的一部分,医院与出院后机构间的不间断持续性照护成为护理行业的发展新趋势。1947 年美国宾夕法尼亚大学和美国国家护理教育联盟首次就医院护理与社区护理之间的转诊过程进行研究,以此改善患者的连续性照护服务。20 世纪 70 年代,随着美国、英国等国家出院计划服务的开展,连续性照护服务变得更为可行。1994 年,Clark 等在出院计划的基础上发展了过渡期护理模式,该模式包括综合性的出院计划和疾病康复过程中的随访管理。从延续护理、出院计划和过渡期护理的发生发展过程可发现,出院计划是一个与入院和出院均有关的过程或干预,是患者得到延续护理的基础保证。过渡期护理由出院计划衍生而来,沿袭了出院计划的过程,是一个跨越出院前后的照护机构的过程,重点是针对慢性病患者、手术患者、老年患者等高危人群从医院到家庭或社区过渡的脆弱时期而采取过渡期干预措施并进行随访管理,帮助患者最大限度地减缓健康状况的下降,保证在过渡和转移过程中护理工作的连续性,从而填补了传统医疗服务方面的空白,因此过渡期护理也是确保实现连续性护理的重要部分。为了实现患者照护的延续性,不同的研究者从不同角度和关注点出发,发展了出院计划、过渡期护理、个案管理等护理模式或护理方案，虽然各种管理方法的侧重点或实现条件等有所不同，但最终都形成了协调性、连续性、跨机构的健康网络，共同促进了患者的连续性照护。

第三节 出院计划发展的背景

一、国外出院计划的产生背景及现状

作为不同医疗卫生与健康服务机构之间的衔接桥梁及连续医疗服务的基础保证和重要组成部分，出院计划的产生、发展都与医疗体制密不可分。因此，从医疗体制的角度探讨出院计划形成的内在规律、根本动力和影响因素至关重要。

（一）美国

19世纪，美国连续性照护及转介系统逐渐起步，作为连续性服务的基础，出院计划随之产生。随后，医疗相关部门及人员结合美国国情，对出院计划的意义、内容、流程、执行等方面进行细化、统一化及标准化，到20世纪后期，美国出院计划的发展取得突破性进展。1947年，医院照顾方案（Hospital Care Program，HCP）第一次以医院为基础开展出院计划，此后不断有学者提出开展出院计划可以减少不必要的住院。1973年，美国医院组织联合委员会（the Joint Commission on Accreditation of Hospital，JCAHO）规定出院计划为医院的评审内容之一。1976年，美国护理联盟（National League for Nursing，NLN）细化了出院计划执行的基本流程、执行机构与负责人。1983年，美国国会修订了联邦老年医疗保险计划（Medicare），采用医疗保险预付系统（Medicare Prospective Payment System，MPPS）与疾病诊断相关分组（Diagnosis-related Groups，DRG），这项医疗改革为了控制医疗费用的增长和浪费，改变了向医院付费的方式，使得医院更加关心如何让患者尽早出院。医院为减少住院日，让更多具有复杂健康问题的患者（尤其是老年人）提早出院，致使可预防的再入院率增加。为此，JCAHO于1983年规定医院对所有住院患者必须提供出院计划。随后，出院计划快速发展。1986年美国通过《统一综合预算协调法案》（Consolidated Omnibus Budget Reconciliation Act，COBRA）明文规定所有加入Medicare的医院必须开展出院计划项目，以保障患者出院后仍能得到必要的连续性照护。各地医疗机构为了缩减医疗开支并同时确保医疗护理质量，积极推动出院计划的发展。目前，出院计划已成为美国医疗服务中强制执行、必不可少、责任明确、流程清晰的重要环节。

（二）加拿大

加拿大的医疗保障体系以公共医疗保健制度（Public Health Service，PHS）为主导，辅以医疗救助制度和私人商业医疗保险。加拿大政府对医疗保健的投入比例较大，2004年加拿大的《卫生发展十年规划》规定政府卫生投入年度增幅不低于6%。加拿大实行分层分级、逐级转诊制度，由于转诊轮候时间过长、难以住院，供需矛盾明显。为实现早期诊断与鉴别疾病、评估和明确患者需求、综合协调医院和社区资源并保障医疗服务的连续性，出院计划逐渐发展成熟。2005 年，加拿大安大略省出院计划协会（Association of Discharge Planning Coordinators of Ontario，ADPCO）和加拿大出院计划及连续照护协会（Canadian Association of Discharge Planning & Continuity of Care，CADPACC）联合出台《出院计划标准与指南》，极大地推动了出院计划的发展。

（三）英国

英国是最早实行全民免费医疗的国家，卫生保健服务主要由政府实行计划管理。英国国家医疗服务体系（National Health Service，NHS）实行高福利、全面计划的医疗保障制度。当人口老龄化逐渐加剧、医院管理与工作效率难以满足社会需要时，体制改革势在必行。1989 年英国卫生部开始推行出院计划，主要目的就是控制住院时间，减少延迟出院的情形，控制医疗费用的不断上涨。出院计划由 NHS 的医疗机构与各地的社会服务部门配合实施。2003 年英国《社区管理（延迟出院）法案》[Community Care（Delayed Discharge etc.）Act] 出台，其目的是减少由社会服务不足而导致的延迟出院，加强患者出院后续支持照护系统的建设，并规定医疗机构必须给每位患者制订综合性的出院计划，从而促进了出院计划的发展。

（四）巴西

巴西实行以全民统一医疗制度（System of Unified Health，SUS）为主、私人医疗保险为辅的双轨医疗保障体制。全民统一医疗体系由全国所有公立医院、初级卫生保健机构、急救中心及部分私立医院等组成，通过各医疗机构之间的协调整合，实现"分层就诊"与"双向转诊"，为所有住院患者提供免费服务。巴西全民统一医疗制度明确规定：患者必须在初级卫生医疗机构就诊后才能转介至中高级医疗机构，并在病情稳定后出院至社区医院康复或回家。出院计划的实施有助于实现各医疗机构间无缝衔接、降低再入院率和医疗费用。目前，出院计划已被认为是巴西医疗政策中不可或缺的一部分。

（五）爱尔兰

爱尔兰实行公费和自费并存的医疗保障体制，全国大约 1/3 的人口可享受全科医生提供的免费医疗服务。但是，由于公立医院存在"看病难、看病慢"的现象，爱尔兰民众对公费医疗的满意度欠佳。20 世纪 90 年代起，为在控制医疗费用开支的同时保证患者健康及满意度，爱尔兰逐渐采取了一系列改革措施。在对出院计划实施的障碍因素及流程进行了大量研究的基础上，爱尔兰护理服务指导护士/助产士出院计划小组（office of the nursing services director nurse/midwife facilitated discharge planning group）在 2009 年出台由护士/助产士主导的出院计划指南，明确了健康指导、信息转移及出院计划流程等具体细节。

（六）日本

日本在政府财政支持、国民强制参保的保障下，早在 20 世纪 60 年代就已实现全民医疗保险，其国民健康指标与医疗卫生的公平性在全世界堪称典范。为了应对国民期望寿命的急剧增长与出生率的逐渐降低，即"高龄少子化趋势"造成的医疗费用不断增长、政府财政负担不断加重，日本政府逐渐尝试并进行了一系列医疗改革。20世纪90年代末，医疗改革强调床位的分类使用，引入预付制诊疗报酬点数及诊断分类群（diagnosis procedure combination，DPC），患者的住院时间被进一步限制。为在有限的住院时间内取得最佳的治疗效果，出院计划逐渐出现在学术讨论和护理杂志中。当前，日本非常重视早期出院，为防止"过早出院的危重患者（quicker and sicker）"现象，以患者及照护者的需求为前提建立完善的出院计划体制成为当务之急。

二、国内出院计划的产生背景及现状

我国早在20世纪80年代就有学者介绍过出院计划，但并未引起太多关注。近几年，由于人民生活水平的提高和医疗需求的增加，越来越多的护理学者开始关注出院计划，与此相关的研究和文献不断增多。赵岳在2005～2007年对出院计划中的相关护理工作模式、护士职责角色的内容、护士实施出院计划的沟通技巧及面临的问题进行了探讨。周梅芳对出院计划在慢性阻塞性肺疾病患者康复护理中的作用进行了理论探讨。

我国香港地区自20世纪80年代建立以公立医院为主、覆盖全民的医疗保障体系。随着人口持续增长、人口老龄化加剧及慢性病负担加重，香港逐渐推行系列医疗改革，以实现"持续、全面和全人护理"、提升医疗服务效率、遏制医疗成本增加。目前，香港医院管理局联合非政府机构推行"离院长者综合支持计划"，将出院计划作为核心服务内容。

目前，我国台湾地区实行覆盖全民、集中统一的全民健康保险制度。20世纪80～90年代，我国台湾地区医疗保险从多元保险制度向一元化转型，许多医院出现床位紧缺等困境。1993年，我国台湾地区4所医疗单位尝试开展出院计划，结果发现再入院率减少一半以上。同年，我国台湾地区65岁以上老年人占总人口的7.1%，标志着该地区正式进入老龄化社会。伴随着高龄人口的持续增长，人们对医疗健康照护的需求也日益增加。1996年，我国台湾地区为配合全民健康保险住院控制计划，大力推行出院计划，将其更名为"出院准备服务"，并于2004年全面推广医院办理"出院准备服务计划"。

第四节　照护管理与出院计划

一、出院计划管理

（一）国外出院计划管理

1. 美国　目前，美国等国出院计划的主要模式是Zarle根据护理程序发展出的出院计划框架。该模式框架中的人员组成包括医院内、外的基本团队、资源团队和社区团队等组成的综合团队。在出院计划的制订和实施过程中，各团队保持协调与合作的关系。出院计划已成为医院评定的标准之一，被列为患者的权利之一。患者入院24小时内就要开始制订出院计划，每个医疗机构都有专门负责出院计划的部门，部门名称会有所不同，但大致可以分为三个类别：①护理部门；②社会工作部门；③行政管理下属的独立部门。出院计划的负责人主要有个案管理员、医疗利用评审员、协调员、临床记录员、社会工作者等。

2. 英国 出院计划为医院必须提供的一项服务，英国卫生部为医院制定了出院计划操作手册，并在循证的基础上不断修订。2003年更新的版本中指出，出院计划应在患者入院前即开始，可由初级卫生保健团队或社会工作者启动。英国卫生部强调出院计划需要健康服务部门和社会服务部门共同参与，注重对患者和患者家属的教育，制定了专门面向患者及其照护者的出院计划教育手册，帮助他们了解出院计划的意义、内容，以便在住院期间通过出院计划获得有效帮助。

3. 日本 同其他国家相比，日本患者住院时间长，在这样的背景下，患者和家属对早期出院有很强的抵抗感，并且对出院后的生活抱有很大的不安情绪。在医院方面，出院计划还没有纳入医院整体的体制；在促进出院计划的发展中所不可缺少的医疗、社会、人员方面还不完善；各部门的职能还没有形成完善体系，没有充分发挥出所应有的作用。目前，日本也非常重视早期出院，把出院计划作为时间轴（入院、出院、出院后）来捕捉，与其相关的医生、护士、社会工作者及其他人员有机地发挥各自的作用，从生活质量的提高到出院后的追踪评价，改变以往的传统观念，制订综合的出院计划。

（二）国内出院计划管理

在国家医药卫生体制改革和分级诊疗制度的推动下，双向转诊、急慢分治、上下联动的诊疗模式使得缩短平均住院日成为大多数三级医院提高医疗效率、有效利用医疗资源的主要措施，这导致老年患者仅度过疾病急性期就面临出院，其从专业照护的院内转移到缺乏专业照护的院外，在适应院外生活的过程中容易病情加重，甚至再次入院，同时也加重了老年患者的医疗费用负担。为应对我国人口老龄化，向老年人提供医养结合、安宁疗护一体化的健康养老服务，我国国家卫生健康委员会在《全国护理事业发展规划（2021—2025年）》中指出，医疗机构应为老年患者出院后提供多种形式的延续性护理，将护理服务延伸至社区、家庭。《"健康中国2030"规划纲要》也指出，在健康中国大背景下，延续护理将对促进健康老龄化的建设起到至关重要的作用。出院计划作为延续性护理的一种重要模式，被越来越多的护理研究者和临床实践者所关注，并广泛应用于对延续性护理需求较高的老年慢性病患者群体。2005年，学者赵岳将出院计划服务的概念模式引入国内，随后在慢性病、骨关节手术等护理领域的老年患者中广泛应用。2019年，《老年患者出院准备服务专家共识（2019版）》规定了老年出院计划的实施流程，分为4个步骤，包括筛选服务对象、复评核查确认、制订和实施计划、追踪评价成效。

不同医疗体制下的出院计划在负责人员及启动时间上有所不同，但出院计划是一个包括评估患者出院后照护需求、制订出院计划、实施出院计划、追踪评价成效四个阶段的系统且完整的过程已经成为共识。

二、出院计划实施

（一）出院计划的实施方式

出院计划的实施方式可分为非制度化与制度化两种。非制度化的出院计划只包含护士与医生，没有完善的出院计划程序或指引，缺乏格式化的医院与社区间的转介系统，没有出院计划的书写记录。制度化的出院计划需包含患者与家属参与计划的决定，有完善的出院计划程序或指引，有格式化的转介系统，有详细的出院计划书写记录，并对出院计划人员的角色、功能有所定义。目前，国外的出院计划多数有相关的书面政策、评估方案、出院计划记录单、相关评价等。

（二）出院计划的干预内容

出院计划是一个完整的过程，包括评估、计划、执行和评价。①评估：有研究指出，在患者入院48小时内就开展出院计划，以尽早发现危险个案。完整的评估内容应包括患者日常生活活动能力及自我照护的独立程度、出院返家后的照护需求、与疾病及健康状况有关的自我照护技能、出院后居住环境的评估等。②计划与执行：根据评估结果制订患者住院期间和出院后的照护计划，并提供相关护理措施与健康教育、协调与转介服务。有效的出院计划要考虑每一位患者的生理、心理、社会状态，甚至患者以往的生活形态等多方面的问题与需求。③评价：追踪评价后续照护的有效性及患者自我照护的有效性等，对于接受转介服务的患者，应继续追踪以确定相关照护服务及转介服务是否满足患者的照护需求，患者是否获得良好的照护等。国外出院计划发展成熟，制度完善，有效地规范了出院计划的标准与流程。除此之外，照护者也被纳为出院计划的对象，以确保患者得到更好的照护。

三、出院计划和出院指导的区别

日本有学者研究指出，出院指导是指由于患者的疾病影响了日常生活，主要以饮食、服药及生活方式为中心进行指导，而出院计划是指患者出院后所去的场所、生活方式及支援体制等方面综合的多职能援助（表1-1）。

表1-1 出院计划和出院指导的区别

	出院计划	出院指导
服务内容	①结合出院后的环境和生活需求进行指导，包括社会资源的介绍 ②出院后的延续护理 ③确定更加适当的出院后场所 ④通过长期的观察，介绍和调整必要的服务资源 ⑤在和患者、家属及相关医务人员沟通后做决定 ⑥决定最佳出院时间 ⑦上述内容以医院为整体发挥功能	①结合出院后的环境和生活需求进行指导 ②出院后的延续护理

出院计划不同于出院指导，其更加具有组织化、目的化、系统化的特点；出院指导只

是出院计划中的一步,出院计划中不仅有出院指导项目,还包括从收集信息到实施、评价整个护理过程。

第五节 出院计划与社会资源利用

一、社 会 资 源

充足的社区资源、社区卫生保健服务关系到出院计划的发展。美国和英国的社区服务呈多元化发展,主要包括社会服务部门提供的援助、慈善机构和志愿团体提供的帮助、自助团体、家庭健康服务机构,满足了不同人群的不同需求。目前,我国的社区卫生服务发展还不充分,技术水平薄弱,人员素质偏低;服务内容单一,不能提供特色化的服务;双向转诊措施落实不到位,尚难满足社区居民出院后需要的居家护理、家庭医疗、社区康复。因此应继续加大社区卫生服务建设,鼓励根据社区居民的健康需求提供具有针对性的服务,为出院计划的落实提供充足的社区资源。从国家或区域卫生的层面统一管理各地有关后续支持照护资源的资料信息,以方便医疗机构和患者在制订出院计划时了解有哪些可用的资源,这样既确保了服务的质量,又促进了社区资源的有效利用。

(一)社会资源的定义

社会资源是指能够充分利用以满足社会需要的制度、物力、人力等领域的各种要素或相关信息,具体包括制度、机关、组织、设施设备、资金、物品,以及个人或集团所拥有的技能、知识、信息等。

(二)利用社会资源进行出院计划

如何在出院时充分利用这些社会资源,出院协调方要充分理解社会保障的制度和社会资源、制度之间的关系,以及社会资源的性质、内容和界限。最近,根据社会形势和社会需求,也在逐步制定长期护理保险制度,因此有必要经常获取新信息,以便灵活运用。此外,还需要熟悉当地特有的社会资源,向出院患者提供建议和信息。特别是非正式的社会资源,由于地区差距和持续性的问题,随时收集正确的社会资源信息是很重要的。同时要意识到,并非只有社会资源才是资源,真正的资源是当事人内在、能动地解决问题的能力。在调动社会资源的同时,不要低估当事人的能力,引出其"出院后想过怎样的生活""自己能做什么",激发并利用本人的自我决定能力等内在资源,提高本人的自律性。因此,出院计划中所利用社会资源应考虑到患者与住院前不同的身体状态和生活方式改变,出院后如何开始新生活,在生活中利用非正式的社会资源的同时,可以有效发挥作为正式资源的自我家庭的力量,帮助患者实现"期望的出院后生活"。

(三)出院计划中利用社会资源的注意事项

居住环境和人力环境(护理人员状况、家庭、经济状况等)不同,所能利用的社会资源也不同，因此，需在收集信息的过程中提供必要的信息。

居住信息：是独栋住宅，还是集体住宅（几层）；是个人所有，还是租住；有无电梯等。

人力信息：主要照护者的年龄、性别、健康状况、对护理的意愿、理解程度等，有无关键支持人物、协助者，经济状况（特别是家庭经济状况）等。

对出院患者状态的评估不是在医院环境下进行评估，而是以出院后的居家生活为基础进行评估，选择必要的社会资源。临床护士也应意识到制度和社会资源是根据社会形势和社会需求而变化的，要随时掌握新的信息。

二、社会保障制度

（一）社会保障制度的定义

社会保障制度是国家根据一定的法律法规，以社会保障基金为依托，为社会成员的基本生活权利提供保障的一种制度。国家和社会通过国民收入的分配与再分配，依法对社会成员的基本生活权利予以保障。社会保障的本质是维护社会公平，进而促进社会稳定发展。社会保障体系是否完善已经成为社会文明进步的重要标志之一。《中华人民共和国宪法》规定：中华人民共和国公民在年老、疾病或者丧失劳动能力的情况下，有从国家和社会获得物质帮助的权利。这为我国建立和完善社会保障制度提供了法律依据。

（二）社会保障制度的发展

1601年英国女王颁布了世界上第一部《济贫法》，这是现代社会保障制度的萌芽。现代社会保障制度的核心部分是为劳动者提供社会保险。1883～1889年，德国颁布《疾病社会保险法》《工伤事故保险法》《老年和残障社会保险法》标志着世界上第一个完整的社会保险体系的建立，自此社保制度产生。1935年，美国国会通过了综合性的《社会保障法》，"社会保障"一词由此产生，它标志着现代社会保障制度的形成。日本正式的社会资源大多是作为社会保障制度发展起来的，1950年日本社会保障制度审议会中建议：社会保障制度，是指针对疾病、受伤、分娩、残疾、死亡、年老、失业、多子及其他贫困原因，采取社会保险的方法或直接由公共财政负担的经济保障途径。对于生活困难的人，通过国家扶助在保障最低限度生活的同时，谋求公共卫生和社会福利。随着中国特色社会主义进入新时代，我国社会保障制度建设也迎来新时代，社会保障体系建设步入快车道，迎来了从量的扩充向质的提升的转变。建立健全与经济发展水平相适应的社会保障体系，是经济社会协调发展的必然要求，是社会稳定和国家长治久安的重要保证。我国的社会保障体系包括社会保险、社会福利、优抚安置、社会救助和住房保障等。社会保障制度的基本特征是公平性、普遍性、法制性和互济性。

（三）社会保障制度的分类

社会保障制度是国家通过立法而制定的社会保险、救助、补贴等一系列制度的总称，是现代国家最重要的社会经济制度之一，由社会福利、社会保险、社会救助、社会优抚和安置等各项不同性质、作用和形式的社会保障制度构成整个社会保障体系。

（四）社会保障的主要目的和功能

1. 目的　社会保障的根本原则是社会公平，是所有社会成员效用的最大化。其总目标为通过保障和改善国民生活、增进国民福利来实现整个社会的和谐发展；其主要目的是保障并安定生活、援助个人的自理、支持家庭功能等。

2. 功能　社会保障的功能为"稳定社会，促进经济，安定生活，调节分配"，具体表现为社会保障的经济性功能、社会性功能和政治性功能，实现保障权利公平、保障机会公平、维护规则公平和调节分配公平。

三、长期护理保险

为加强长期护理保险护理服务机构定点管理，规范服务行为，提高长期护理保险基金使用效能，保障享受长期护理保险待遇的参保人员合法权益，根据《国家医保局财政部关于扩大长期护理保险制度试点的指导意见》（医保发〔2020〕37号）等有关规定，制定《长期护理保险护理服务机构定点管理办法（试行）》（以下简称《办法》）。该文件旨在加强长期护理保险护理服务机构（以下简称"长护服务机构"）的定点管理，规范服务行为，提高基金使用效能，保障参保人员合法权益。文件明确了定点长护服务机构的确定、运行管理、经办服务管理、动态管理及监督管理等方面的规定。

（一）出台背景

长护服务机构作为长期护理服务的供给主体，是保障参保人员获得高质量服务的重要支撑，也是长期护理保险基金支付的主要对象。《国家医保局财政部关于扩大长期护理保险制度试点的指导意见》（医保发〔2020〕37号）明确要求，探索完善对护理服务机构和从业人员的协议管理和监督稽核制度。加强长护服务机构定点管理，是规范长护服务机构服务行为，提高长期护理保险基金使用效能，推动长期护理服务专业化、规范化的基础性工作。国家医保局坚决贯彻落实党的二十届三中全会"加快建立长期护理保险制度"的决策部署，在梳理总结前期试点经验基础上，研究制定《办法》，进一步明确了长护服务机构定点管理的具体要求，为机构定点管理提供依据和规范，推动定点管理更加规范统一，为建立长期护理保险制度提供配套支撑。

（二）基本原则

1. 坚持宽进严管　立足当前长护服务机构总体供给不足、亟需培育的现状，对机构定点管理申请坚持从宽原则，体现了支持养老服务体系建设的要求。机构成为定点后，重点督促其从严加强内部管理，严格基金使用情况监督。

2. 突出运用信息化管理手段　适应数字化发展趋势，明确机构需具备信息化条件，按照"一人一档"的原则建立护理服务文书电子档案，按规定向统筹地区医疗保障经办机构据实传送长期护理保险相关全量数据信息。

3. 尊重试点实际预留政策空间　考虑长期护理保险从试点到全面建制的探索实践，《办法》采取试行的实施方式，既尊重实际，也为以后进一步修改完善预留空间。

（三）主要内容

1. 定点长护服务机构确定　统筹规划区域内定点长护服务机构的配置；明确申请成为定点长护服务机构的条件，包括依法成立、具备相应资质、配备专业人员等；设立综合审核流程，确保审核的公正性和严谨性。

2. 定点长护服务机构运行管理　定点长护服务机构应核验参保人员身份，按照服务计划、行业规范提供服务，并如实记录；制定服务流程和服务标准，确保护理服务的一致性和规范性；通过医保信息平台实现数据管理与传输，及时维护机构、人员信息。

3. 经办服务管理　医疗保障经办机构应及时全面掌握定点长护服务机构运行管理情况；规范服务管理行为，优化经办流程，为定点长护服务机构和参保人员提供优质高效的经办服务；强化基金支出管理，通过智能审核、实时监控等方式及时审核长护服务费用。

4. 定点长护服务机构动态管理　定点长护服务机构重大信息变更需及时申请，协议续签需提前申请并协商谈判，明确协议中止和解除的情形及程序，确保管理的灵活性和严肃性。

5. 监督管理　医疗保障行政部门对医疗保障经办机构和定点长护服务机构进行监督指导；通过实地检查、抽查、智能监控等方式对定点长护服务机构进行监督；拓宽监督途径，创新监督方式，如满意度调查、第三方评价等。

（四）长护服务机构申请条件

《办法》明确符合条件的养老机构、医疗机构及其他服务机构可以申请成为定点长护服务机构，条件主要包括：具备法人资格；配备与长护服务工作相适应的专业化队伍和服务力量；具有符合长护服务协议要求的软、硬件设备和相应管理制度；具备使用全国统一的医保信息平台、与医保信息平台进行对接等信息技术条件；符合长护服务相关的收费项目和收费价格政策规定；符合法律法规和省级及以上医疗保障行政部门规定的其他条件。

符合上述条件的长护服务机构，可以自愿向统筹地区医疗保障经办机构提出定点申请。申请受理后，经医保部门综合审核、社会公示，协商谈判达成一致签订长护服务协议后，即可纳入定点管理。

（五）长护服务机构退出机制具体要求

《办法》明确由统筹地区医疗保障经办机构对定点长护服务机构开展绩效考核，重点加强事中、事后监管，在把好"入口"管理的基础上，进一步规范退出要求，细化了定点长护服务机构协议中止、协议解除的具体情形。

四、残疾人相关保障制度

残疾人的社会保障作为我国社会保障体系的重要组成部分，既是残疾人的一项基本权利，也是衡量一个国家或地区经济发展与文明的重要标志。

（一）残疾人相关保障制度发展

残疾人社会保障作为保障残疾人生活水平和应有权益的重要手段，在国家的重视与扶持之下不断完善。1990年，我国颁布了《中华人民共和国残疾人保障法》，旨在维护残疾人的合法权益，发展残疾人事业，保障残疾人平等充分参与生活，共享经济社会改革发展成果。2016年，国务院印发《"十三五"加快残疾人小康进程规划纲要》，提出要进一步完善残疾人社会保障和福利补贴制度。2019年政府工作报告中指出，加强和创新社会治理，保障妇女、儿童、老人、残疾人合法权益。我国的残疾人社会保障制度构建起步较晚，但经历了21世纪以来残疾人社会福利、社会保险、社会救助、社会优抚和安置等各项不同性质、作用和形式的社会保障制度的快速发展，残疾人社会保障体系已初步形成。残疾人社会保险现已基本实现全覆盖，残疾人社会救助和福利覆盖范围不断扩大、保障水平不断提升，基本实现了托底民生的政策目标。目前，残疾人社会保障制度渗透于残疾人基本生活中的医疗卫生、康复、教育、就业、社会参与等多个方面，推进了残疾人居家生活和就业。

（二）残疾人相关保障制度分类

残疾人社会保障作为制度性措施，分为一般性社会保障制度与特殊性社会保障制度。其中一般性社会保障制度包括社会救助、社会保险和社会福利。特殊性社会保障制度包括残疾人津贴、康复保障、特殊教育保障、就业保障和无障碍设施。

1. 社会救助方面 提出了"8+1"的社会救助体系框架，包括最低生活保障、特困人员供养、受灾人员救助、医疗救助、教育救助、住房救助、就业救助、临时救助八项制度。对符合城乡低保条件的残疾人应保尽保，在助学、住房、医疗、就业等专项救助领域发挥主要的作用。

2. 社会保险方面 有残疾人养老保险、失业保险、医疗保险、工伤保险和生育保险五个主要险种。

3. 社会福利方面 逐步建立对残疾人的康复、教育、就业、托养及社会服务等较高层次需求的制度性保障。对重度残疾人适配基本型辅助器具、残疾人家居环境无障碍建设和改造、日间照料、护理、居家服务给予政府补贴。实施养育、康复、教育、就业、住房相配套的孤残儿童综合性福利政策；支持对0~6岁残疾儿童免费实施抢救性康复等。

（三）残疾人就业保障金制度

1. 定义 残疾人就业保障金制度是指在分散按比例安排残疾人就业的地区，安排残疾人岗位达不到上级部门规定比例的机关、团体及企事业单位，必须按照地方有关法规的规定，按上一年用人单位安排残疾人就业未达到规定比例的差额人数和本单位在职职工年平均工资之积计算缴纳残疾人就业专项保障金的制度，这对于保障残疾人就业权利、提高残疾人生活水平有着非常重要的意义。

2. 发展现状 从目前我国残疾人就业保障金的使用规模和结构来看，残疾人就业保障金的支出规模逐年递增，其主要支出结构有以下几个方面：残疾人的就业保障服务；残疾人职业教育、培训和康复；残疾人自主创业的贷款补贴；关于残疾人贫困人口的扶贫补贴。从以上几个方面来看，残疾人的职业教育、培训及康复支出占据残疾人就业保障金支出的主要部分，其可使残疾人通过就业自主解决自身生计问题，并逐渐改变了社会对残疾人的固有认知，对残疾人融入社会、实现自我价值起到了非常关键的作用。

第二章　出院计划临床实践

第一节　出院计划实施流程

出院计划是将健康相关医护人员的专业建议、患者及其家属的意见整合而形成的一项协议，其服务内容体现院内照护的延伸，强调延续护理及医疗照护的院外衔接服务，扩展专业护理的服务范围。出院计划的有效实施有利于提升患者院外安养质量，其实施流程呈现集中性、协调性、科学整合性等特征，包含患者从入院至出院后这一时期的评估、制订计划、实施、效果评价4个部分（图2-1）。

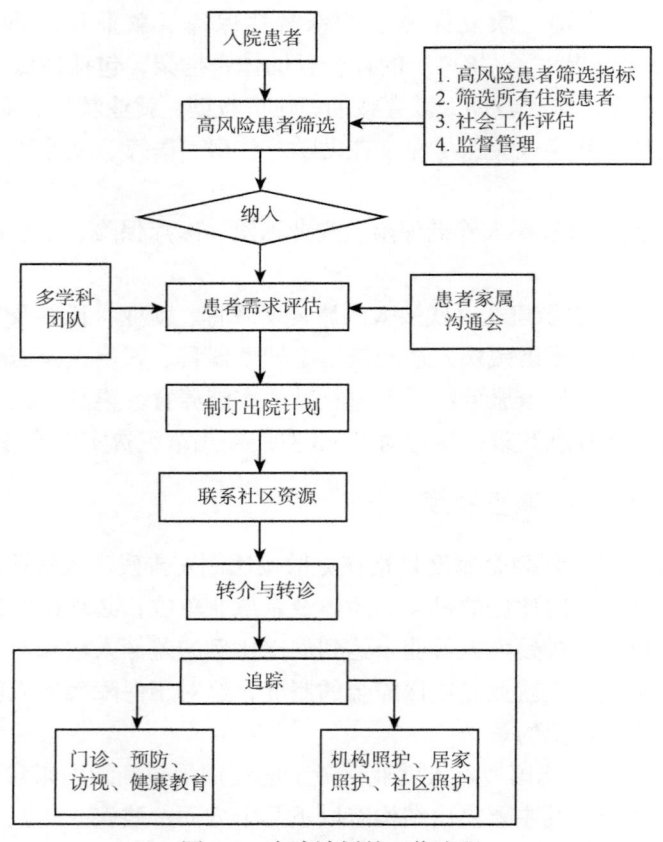

图 2-1　出院计划的工作流程

早期开展出院计划的国家已建立起相对完善的出院计划服务体系，通常在医院成立出院计划服务小组（discharge planning unit, DPU），负责统筹患者出院计划的相关事宜，包括相关评估表格的填写、衔接机构的申请、社会资源的协调及后续追踪等工作，关注患者出院后 6 个月内再住院率、学习障碍、跌倒发生率、疼痛指数、抑郁症状及其他社会心理问题等指标。此外，出院计划服务小组无论是一个独立的部门，还是属于其他社会工作的部门，其组成成员都应以出院计划护士为主导，负责协调出院计划的相关工作。

出院计划的 6 个阶段工作流程如下：①患者筛选（patient identification）；②患者需求评估（patient need assessment）；③制订出院计划（development of a discharge plan）；④联系社区资源（community resources）；⑤转介与转诊（referral and transfer of information）；⑥追踪（follow-up）。具体如图 2-1 所示。

一、患者筛查

出院计划是一项需要多学科团队协作并长期投入大量时间和精力的连续性服务，在当今医疗资源紧缺的大环境下，将所有的患者均纳入出院计划范畴不符合实际，也非刚需。因此，需要早期界定高风险群体，有效提供必要的医疗护理资源，满足患者对出院计划的需求。

尽早识别具有出院计划需求的患者，可以及时了解患者及其家属的需求及期望，有效介入，以达到有计划性的教育、支援和衔接照护的目的。国外出院计划开展较早，各国卫生管理机构已提出多个相关指南，其中美国、英国、澳大利亚、加拿大等国家的指南表明，出院计划的评估应该注重时效性，在入院早期开始实施，通常于入院 48h 内甚至入院前就开展。出院计划早期的筛选评估仅包含几个简单的指标，由社会工作者判断，作为评估患者是否需要社会工作者服务的依据。但是，随着疾病多样性与复杂性与日俱增，患者出院后续照护需求及问题的不断增加，越来越多的筛查指标应运而生。

（一）高风险患者筛查界定原则

（1）在制定筛选系统过程中，专业人员必须参与，界定高社会危险人群并进行层级分类。

（2）用于筛选的工具（指标）应尽可能简单、敏感、精确，以便于医疗从业人员据此筛选患者。

（3）进行筛选的任务应被分派，无论何种专业人员，均需经过相关培训，以保证筛查结果的一致性。

（4）在指标正式投入实施前，需经过实验检验。

（5）定期检查筛查指标的应用情况，以发现是否有新的患者被纳入筛选范围内，或由于医院制度、人力资源、成本效益发生改变而做修改。

美国医院协会（AHA）在出院计划手册中界定了患者筛查指标的系统类别：疾病诊断、年龄、营养状况、社会与经济状况、健康状况等，筛选项目会根据医院组织、患者患病特性的不同进行调整。

（二）高风险患者筛查类别与特质

明确"需要出院计划的患者"的关键是要根据患者的入院目的及出院后患者主要的管理需求进行评估。

（1）病情复杂的患者：患者疾病主要诊断包括缺氧性脑病、癌症末期、败血症、休克、呼吸衰竭等；次要诊断包括慢性肾衰竭、糖尿病、高血压或慢性阻塞性肺疾病等。此类患者因病情较为复杂，易发生超长住院现象。

（2）家属照护意见不统一：某一家庭成员患病后，其他家庭成员的生活与相关的支持系统通常产生较大变化，日常作息会因照护工作安排而发生改变，彼此的互动交集矛盾逐渐显现；尤其是在长期后续的照护中，家属意见与照护配合不统一，往往是出院计划服务受阻的主要原因。

（3）经济与照护资源匮乏：对于需要长期照护的普通家庭来说，医疗照护人力资源协调和医疗费用将对患者及家庭造成不同程度的生活负担。且由于当前社区医疗、照护等机构或资源获取不充分，无合适的院外安置机构，存在家庭疗养困难等情况，使患者出院时间延长、反复住院或院外康复困难。

（4）特殊个案：对于入院初期病情危重的患者，医院为其提供"完全照护"，导致患者及其家属过度依赖专业医疗照护，缺乏家庭照护知识技能，使家属在出院时未准备好如何照护患者。

（三）高风险患者筛查指标

高风险患者筛查指标见表2-1。

表2-1 高风险患者筛查指标

项目	指标
年龄	高龄老年患者通常具有较高的出院计划需求
居住状况	独居/家人同住/养老院/疗养院
经济状况	医疗费用负担困难、生活经济困难、看护费用负担困难
疾病状况	恶性肿瘤、痴呆、精神疾病、急性呼吸功能不全、呼吸系统感染、疑难杂症、慢性病（如脑血管疾病、心功能不全、糖尿病）病情不稳定、特定疾病
精神、认知、感觉	意识障碍、痴呆、精神疾病、感觉障碍、定向力障碍等
心理状况	担心回家后病情变化、焦虑、抑郁、自我感受负担等
活动能力及自理能力	ADL：洗澡、穿衣、如厕、移动、大小便控制、进食 IADL：上街购物、乘车外出、食物烹调、家务维持、使用电话、服用药物、处理财务
携带管路	院外携带PICC（经外周静脉穿刺的中心静脉导管）、胃管、尿管、胸管等
出院后需要医疗处置	病情监护、注射药物、鼻胃管更换、导尿管更换、气管插管、使用呼吸机等
出院期望	回归家庭或需要转介疗养院/养老院/基层医疗机构
照护和支持	照护者数量、照护意愿（与患者关系差、恶意遗弃等）、照护困难（照护者健康状况差、照护知识和能力不足、高龄、有纷争等）
居家环境	居家环境不利于休养或居住地偏远或楼高不利于生活及就医
辅助用具	使用拐杖、轮椅、吸痰机、制氧机等

续表

项目	指标
反复入院	30天内再入院
急诊入院	3个月内入急诊室次数
压疮	分期、大小、处置方式
入院来源	居住地、从照护机构转入
保险	医疗保险、护理保险
服药管理	种类数量、依从性等
其他困难	食物吞咽功能低下、家属不理解病情、虐待、法律问题、多种医疗问题、感觉缺陷、健康知识缺乏、支持系统缺乏等

（四）动态筛查的重要性

患者在住院期间的病情变化、自护能力、医疗服务需求是动态变化的，并非所有患者都能够稳定出院，甚至有可能在住院期间由于手术、癌症转移、突发脑血管疾病等情况使患者出院困难程度骤然上升，但也有可能随着治疗的开展患者病情和自理能力恢复良好。在此情况下，动态预测患者出院时的状态及考虑离开医疗机构后如何使患者得到理想的生活支持是评估中的重点和难点。

我们要在实施出院计划的过程中跟进患者实时信息，准确识别以下三种情况，探讨重新评估的重要性，保证既不漏筛，也不错筛。

（1）必须开展出院计划的患者。

（2）根据入院情况判断具有实行出院计划的必要性，但是随着治疗开展需要进行出院计划调整的患者。

（3）住院时完全没有预测到，但随着病情变化，出现出院计划必要性的患者。

（五）常见的出院计划风险筛查工具

1. CAAST量表（CAAST index） 此量表是由学者Glass和Weiner于1976年研制的，主要用于筛选出具有出院安置问题的住院患者，参数简单明了，共包含5种患者的状况：自制力（continence）、行动力（ambulation）、年龄（age）、社会背景（social background）、思维过程（thought process）。该量表总分为10分，每个参数根据患者情况的严重程度计为0~2分，CAAST评分较高提示医务人员应尽早为患者寻求社会服务支援（表2-2）。

表2-2 CAAST量表

分数	自制力	行动力	年龄	社会背景	思维过程
0	正常	正常	≤65岁	希望回归家庭生活	精神正常
1	大小便失禁2天至1个月	无法行走2天至1个月	66~79岁	希望回归照护机构	OMS 2天至1个月
2	大小便失禁1个月以上	无法行走1个月以上	80岁及以上	希望转院	OMS 1个月以上

注：①大小便失禁定义为每天完全或几乎无法控制排便或膀胱功能；②无法行走定义为不能独立移动20英尺（1英尺约30cm）以上；③OMS为器质性精神综合征，指无法进行有意义的交流或对时间和地点保持正确认知；④社会背景，入院时患者或其家人寻求理想安置的难度指数。

2. Blaylock 风险评估筛选评分（Blaylock Risk Assessment Screening Score，BRASS） 该量表由 Blaylock 和 Cason 于 1992 研制，在全球范围内应用较为广泛，分为 10 个评分项目，包括年龄、行为模式、居住状况/社会支持、行动力、依赖性、功能状态、认知能力、感觉缺陷、医疗问题数量、进急诊次数。量表评分≤10 分：提供家庭照护资源；评分 11~19 分：提供出院计划；评分≥20 分：表明不能居家照护，需选择其他照护方式。研究表明，该量表可有效预测出院后具有困难因素的患者。

3. 患者需求等级评估量表 我国台湾长庚大学杨伶惠、黄子庭于 2007 年在成功大学医学中心原等级评估表的基础上修订形成了出院计划服务病患需求等级评估量表。该量表将患者的需求问题分为疾病、心理、家庭、经济、法律、环境、其他问题共 7 个方面，36 个项目。每个项目依照不同的照护需求，赋予 1~3 分不等，将所有被选项目对应得分相加即为总分，总分 1~4 分代表轻度需求，5~8 分代表中度需求，9 分及以上代表重度需求（表 2-3）。使用该量表对 300 名成人患者进行预测，结果显示其敏感度和特异度均大于 70%，提示该量表可明确评估成人患者的需求等级。

表 2-3 患者需求等级评估量表

问题	评估内容及计分	问题	评估内容及计分
1. 疾病问题	转介医疗机构	2. 心理问题	□=2 担心返家病情有变化
	□=1 诊所		□=2 担心转院机构品质
	□=2 医学中心		□=2 身体尚存各式导管，担心就医困难
	□=2 地区医院	3. 家庭问题	□=3 家人意见不一
	□=2 专科医院		□=3 家属照护意愿不强（恶意遗弃、与患者关系不良）
	□=2 慢性精神病院、疗养院		
	□=2 其他（例如，社区康复、日间托老、居家服务、日间照护、康复之家）		□=3 家属照护能力不足
			□=3 家属人手不足
	□=3 安宁病房	4. 经济问题	□=3 无家属照护
	□=3 呼吸照护病房		□=3 长期安养费用负担困难
	转介居家护理		□=1 看护费用负担困难
	□=1 鼻胃管更换及护理		□=2 生活经济困难
	□=1 留置导尿管更换及护理	5. 法律问题	□=2 医疗费用负担困难
	□=2 气管切开造口更换及护理		□=2 车祸被害人相关法律咨询与转介
	□=2 居家呼吸机照护		□=3 医疗纠纷相关法律咨询与转介
	□=3 鼻胃管、留置导尿、气管切开造口更换护理	6. 环境问题	□=2 居家环境不良，无法妥善安置
	□=2 一般治疗处置（如膀胱冲洗、输液量多的个案）	7. 其他问题	□=2 居家偏远或楼高就医不便
	□=2 转介机构照护（护理之家、安养机构、养护机构、疗养院）		□=2 辅具资源提供（提供大床、轮椅、吸痰器、制氧机等）
	□=3 转介居家安宁疗护		□=2 提供各项福利咨询
	□=3 病况不稳或合并症治疗中		
	□=3 转介法定传染病机构		

注：轻度，总计 1~4 分；中度，总计 5~8 分；重度，总计>9 分。

4. 老年患者出院计划风险筛查 国内学者对出院计划评估的研究也逐步深入。丁玲等针对老年患者研制的出院计划风险筛查工具于 2018 年发表，主要包括 3 个一级指标（生活因素、生理因素、医疗因素）和 12 个二级指标。两轮专家咨询的积极系数均为 100%，权威系数分别为 0.848、0.850，协调系数分别为 0.145、0.263（表 2-4）。该工具概括了老年患者出院困难的关键因素，具有简明、普适性、易操作的特点，能够较好地适用于医疗机构，作为老年患者出院计划筛选工具。

表 2-4 老年患者出院计划风险筛查表

序号	指标	标准化得分
高风险	□ 肢体瘫痪，丧失离床活动能力	
	□ 意识障碍或重度痴呆①	
	□ 使用呼吸机	
中度风险	□ 缺乏照护支持②	
	□ 携带 2 条管路及以上	
	□ 预测出院后需要继续医疗处置③	
	□ 年龄≥75 岁	
	□ 诊断为特定疾病④	
轻度风险	□ 大/小便失禁	
	□ 反复入院⑤	
	□ 独居	
	□ 长期用药种类达 6 种及以上	

①判断方法：客观量表评分法。GCS（格拉斯哥昏迷评分）＜15 分、CDT（画钟测验）＜2 分或 GDS（总体衰退量表）等级≥5 级等；②包括人力资源照护（照护知识、技能、时间）、物质支持（资金、设施、环境）、社区老年人护理照护支持、医疗保健支持等缺乏；③医疗处置：包括压疮处理、管路护理、造口护理、血液透析、静脉治疗、注射治疗等；④特定疾病包括但不限于恶性肿瘤、重度阿尔茨海默病、精神疾病、呼吸功能不全、心功能不全、慢性病急性发作或伴并发症等；⑤反复入院：18 个月内因相同疾病或相关疾病非计划性入院≥3 次。

计分方法：根据评分标准对老年患者出院计划风险筛查指标打分。标准化得分范围为 0～3 分，高风险项目等级系数 1.5，中度风险项目等级系数 1.2，轻度风险等级系数为 1；总分计算方式为每项指标的标准化得分与风险项目等级系数的乘积之和，分数越高表示对出院计划的需求程度越高（表 2-5）。例如，患者 85 岁，完全不能进行离床活动，出院计划风险筛查总分=高风险等级系数（1.5）×标准化得分（3）+中度风险等级系数（1.2）×标准化得分（2）=6.9 分，最终标准化量表见本章附 1。

表 2-5 老年患者出院计划风险筛查评分标准

项目	得分			
	3	2	1	0
1.肢体瘫痪，丧失离床活动能力	肢体完全瘫痪，或将要长期丧失离床活动能力，不能自行翻身、坐起	肢体部分瘫痪，大部分时间卧床，但是能够自行翻身、坐起	肢体自主活动障碍，可经人帮助或使用辅助器具进行离床活动	否

续表

项目	得分 3	得分 2	得分 1	得分 0
2.意识障碍或重度痴呆	患者意识完全丧失、活动丧失，无法感知外界刺激与自身情况，完全依赖他人照料	在时间、空间、人的定向上存在明显的障碍，思维缺乏连贯性，所答非所问，记忆严重丧失，情感表现极为淡漠，极度依赖他人照料	只能回答简单的问题，回答问题不连贯，定向力较差，不能作出判断，大部分时间仅能在卧室活动	否
3.使用呼吸机	持续气管切开/气管插管	达到部分撤机拔管指征	已达到撤机拔管指征	否
4.缺乏照护支持	家庭照护功能缺失、物质资源缺乏、无社区照护资源	照护困难，对社会资源、医疗资源、人力、物力需求较大，需要长期支援	照护者对照护知识/操作技术掌握程度差，需要健康指导或短期替代照护者	满足照护需求
5.携带2条管路及以上	>3条	>2条	1～2条	无
6.预测出院后需要继续医疗处置	高危管路护理	造口/压疮护理/透析/中危管路护理	静脉治疗/药物注射/低危管路护理	无
7.年龄≥75岁	>85岁	80～85岁	75～79岁	<75岁
8.诊断为特定疾病	多发伤/外科大手术后/重度烧伤	恶性肿瘤/精神和（或）意识障碍	心/肺功能严重不全，活动能力低下/慢性病急性发作	无
9.大/小便失禁	经常	有时	偶尔	无
10.反复入院	6个月内入院超过3次	12个月内入院超过3次	18个月内入院超过3次	否
11.独居	独居且长期（3个月以上），无照护者	独居，有固定照护者（至少1～2个月1次）	独居，有固定照护者（至少1～2周1次）	非独居
12.长期用药种类达6种及以上	用药种类>6种	用药种类6种	用药种类<6种	否

注：撤机拔管指征为①原发病已基本痊愈或受到控制，病情稳定，营养状态及肌力良好；②神志清楚或已恢复到机械通气前的状态，肺部感染得到控制；③自主呼吸增强，吸痰时暂时断开呼吸机，患者无明显的呼吸困难，降低机械通气量患者能自主代偿；④撤机前已停用镇静药；⑤血气分析显示在一定时间内稳定，血红蛋白维持在100g/L以上；⑥酸碱失衡得到纠正，水、电解质平衡；⑦呼吸频率<25～30次/分、通气量<10L/min、潮气量>5ml/kg、停机吸氧且吸入氧浓度<40%。

二、患者需求评估

目前我国慢性病呈多发态势，多病一体现象普遍，疾病健康的影响层面十分广泛。一些研究和文献回顾指出，患者在出院后的前几周易遇到各种与疾病相关的健康问题，或具有未满足的需求，包括日常生活活动的困难、不良情绪问题、知识缺乏、需要专业帮助、焦虑及需要比住院期间获取更多的信息及指导。因此，被筛选纳入出院计划服务范围的患者通常需再进行更加详细与完整的评估，以了解患者的照护需求。国外很多发达国家均有较为完善的出院计划系统，有些发达国家将筛选及评估同步进行，有些国家、地区由各医院自行开发评估工具，并有专门的参考模板，这两种形式皆合理存在并服务于不同医疗卫生体系，符合不同国情下患者特性及照护需求，并能提供恰当的评估工具，从患者的评估及临床观察中预测其出院后需求，帮助患者出院后安全过渡。当患者通过筛选被纳入出院计划后，则应尽早接受由经过相关培训的专人实施的评估。护士作为实施出院计划的主体，其重要职责之一就是评估患者的出院需求及出院后能够利用的各种有效资源，因此护士对出院患者进行系统评估尤为重要。

（一）出院计划的评估原则

对于患者出院需求的认定，应具体呈现于服务对象的特定需求，患者通常会有以下需求。

1. 规范性需求（normative need）　由专家共识、权威认证、统一标准、一致规范界定，低于标准者，通常意味着存在需求。

2. 感受性需求（perceived need）　以服务对象的主观感受作为需求依据。

3. 表达性需求（expressed need）　通过如需求问卷、调查报告、统计数据等呈现服务对象所获取需求的满足程度并且表达出是否存在尚未满足的需求。

4. 比较性需求（relative need）　由服务对象与类似条件下的人口需求比较，从而反映出的落差，凸显需求所在。

（二）出院计划的评估内容

评估是出院计划开展的重要切入点。住院患者从入院到返家的过程面临许多关于自身形象与社交生活的改变。受多种合并症影响的老年患者、慢性病患者更需要在出院后获得持续性、多维度的服务，因此全面的需求评估尤为重要，评估需要提供与患者相关的各种信息，这些信息也可以说是开展出院计划的必要信息。

1. 身体功能状态　对于已明确疾病的患者，评估的意义及价值不仅仅是疾病预防，更在于控制，且患者的躯体活动能力是随着病情的发展不断改变的，因此需要动态评估患者的躯体功能状态以正确应对患者出院及疾病适应方面的困难，确定本次住院后患者将产生何种程度的功能状况下降。

2. 认知能力　患者认知障碍或认知缺陷常导致患者无法自理、对自身疾病健康问题存在意识不清等问题，不仅会使院外生活存在较大的安全隐患，而且对长期康复与家庭照护都将产生较大障碍。

3. 精神/心理状态　患者在住院过程中会产生一系列的情绪波动，如活动能力突然下降、缺乏亲人关心支持而恐惧焦虑，或出院前病情尚未完全康复，对于出院产生紧张、不安的负性情绪，这些不良心理问题可能导致患者依从性下降，出现急于出院或不愿出院、自我护理信心不足、过度依赖等问题，甚至一些本来就有精神疾病的患者会产生抗拒护理等精神症状，不利于患者出院后康复，因此需尽早对患者心理精神状况进行了解，以便及时干预。

4. 社会及经济支持情况　若患者本人为支持家庭生计的主要成员，家庭经济的维系将存在一定困难；院外长期用药等慢性病控制固定医疗支出也将形成较大的经济压力。此外，当患者需要长期照护者，需要家属专职照护或雇佣专人照护时，也易产生经济问题。

5. 预期的专业照护需求　患者出院后对监测性医疗措施及治疗性医疗措施的需求都较为广泛，单纯的家庭照护难以满足其复杂需求，需要寻求专业机构或专业人士照护。

6. 沟通需求　患者出院前需要接收大量医疗护理健康教育及出院指导信息。此外，若患者病情严重或需长期治疗，可能会面临一系列新的生活适应问题，如角色调整问题、家庭关系及沟通，因而需要适时介入予以支持。

7. 患者的治疗目标和偏好　在长期康复阶段要逐步满足患者的治疗目标,满足患者延续性护理需求,以及帮助患者出院后选择期望的院外康复地点,稳定患者的情绪并转介患者至适当的社区机构或顺利安全地返回家庭。

8. 居住环境　老年人适应周围环境转变的能力相对较差,提前进行居住的评估有助于家属在患者回家前实施相关住宅环境改造,使居家康复环境利于患者恢复期生活。当患者居家环境难以满足需要的医疗及护理时,应了解患者的支持体系,如果患者接受社区医疗服务或有家庭医生等医疗服务,需要及时确认并且取得联系,征求相关人员同意,进行出院前的合作。

9. 再入院风险　所谓再入院患者,通常是指住院 30 天以上,或出院后 14 天或 30 天内非计划性再入院的患者,再入院风险的评估能够反映老年人疾病的不稳定性及对医疗护理的依赖性。

10. 出院后服务的可能性和可用性　患者出院延迟的原因主要有两方面,首先是患者及其家属认为患者的病尚未完全康复,其次是归家后无人照护,尤其是需要长期使用呼吸机、透析机等的患者,存在出院及转院的困难,目前老年患者过渡期的社区资源利用率极低,应基于评估结果寻求院内外社会资源补助支持。

11. 照护者的能力和意愿等方面　对于长期有效照护支持的需求较高的患者来说,照护者不仅被迫压缩个人生活空间,还需应对患者跌倒、失禁、失能等带来的一系列安全问题,易导致其身心负担过重,产生一系列不良影响,通过充分评估可了解照护者主要负担及影响因素,以便安排与之适应的支持方案,缓解其照护困难,从长远考虑促进患者的居家康复。

（三）出院计划的评估指标

出院计划综合评估指标见表 2-6。

表 2-6　出院计划综合评估指标

项目	指标
患者一般情况	病情（病史、入院经过、现在状况、注意事项）、症状
心理精神状态	认知情况、焦虑、抑郁、对疾病的接受程度
日常生活状况	医疗管理：口服药、胰岛素、饮食、营养、家庭氧疗、吸痰、静脉滴注、抗生素、透析、气管切开、留置尿管、压疮等 生活管理：饮食、移动、排泄、清洁、沟通/精神状况、经济状况、社会资源等
治疗状况	治疗方案、病情预测、出院后续照护的相关因素等
家庭环境	家庭成员、照护者（照护动机、疾病知识、照护技巧、照护资源、家属压力与应对、家庭功能）、室内环境（居住环境和福利用具的调整,如床、卫生间、轮椅、斜坡等）、患者及家属的期望/担心等
社会及经济支持情况	月收入、医疗花费、保险、支持政策、康复设施、康复机构、信息来源等
康复目标	转介地点、自理能力恢复、重返社会等

（四）常见的出院计划需求评估工具

1. 护理需求评估工具（Nursing Needs Assessment Instrument, NNAI）　该量表是由

Westra BL 等根据 1986 年美国《统一综合预算协调法案》于 1998 年开发，是评估成年住院患者需求的工具，其评估领域包括认知/行为/情绪状态、健康状况、功能状态、财务状况、出院后预期环境因素、出院后预期护理技能需求、满足持续护理需求，共 7 部分（表 2-7）。该量表被证实具有可靠性、有效性和可行性，可为统一出院计划综合评估的标准提供参考。

表 2-7 护理需求评估工具

■ 认知/行为/情绪状态	■ 功能状态	营养
出院时预计意识水平	日常生活活动能力（ADL）	呼吸
认知能力	工具性日常生活活动能力（IADL）	心血管
理解能力	■ 财务状况	神经
表达能力	资源	语言
沟通能力及方式	■ 出院后预期环境因素	咨询
情绪/行为异常	障碍	患者/家庭教育
■ 健康状况	需要辅助设备	药物管理
预后感知	■ 出院后预期护理技能需求	所需的照护协调
现存健康问题	皮肤：压疮护理	■ 满足持续护理需求
风险因素	伤口护理	持续护理需求总结
		资源可用性
		资源提供者

2. 老年患者出院计划综合评估指标体系 丁玲等针对老年患者构建了一套老年患者出院计划综合评估指标体系，以全面评估老年患者与出院有关的各项信息及医疗护理需求。该工具于 2021 年发表，包括 3 个一级指标（老年患者基本情况、躯体精神和出院管理）、9 个二级指标和 33 个三级指标，评估内容涵盖了患者一般情况、躯体功能状态、精神心理状况、患者自理能力、自护情况、出院后可能的护理需求、居住环境、居住安全、出院后能利用的有效资源等内容，各维度下设有开放性问题及评估子项目两种类型供评估者根据患者回答情况填写或勾选，具有系统性、全面性、操作便利性。经检验，Cronbach's α 为 0.869，信效度良好，可在患者入院期间明确其出院后各项需求，为制订全面的出院计划服务提供依据，进而提高护理服务效率和质量。

三、制订出院计划

出院计划是医院或其他医疗机构所提供的一种社会服务，以有计划地安排促使患者从一个环境转移至另一个环境，并提供连续性和整合性的照护，在这一点上，仅靠护士独自思考难以实现，通过对患者当前处境及对未来出院后可能继续存在的问题进行集体对话、综合思考及预测是绝对必要的。既往研究显示，不同国家医院的出院方案和流程较多且差异显著，医院根据各自规定的出院计划实施标准，制订和使用不同种类、不同用途的评估工具，但其指导方针的共同点是，出院计划的建立与维系必须依靠专业的医疗照护团队和行政部门的支持。以下简述出院计划的制订流程。

1. 团队成员构成 理想的出院计划应包含所有与患者出院相关的专业人员，保证患者从院内至院外都能得到可衔接的资源。这些专业小组成员应包括注册医生、护士、营养师、康复师、心理治疗师、社区卫生服务人员、社会工作者等，有些国家设有专业的出院规划师，患者家属也应参与其中。

医院成立出院计划服务团队分为两种组织形式，一种是由全院统一部门领导统筹，由护士负责主导，社区配合社会福利资源转介等处置；另一种是依照专科属性，各医疗单位各自组成出院计划服务团队，再结合患者需求进行专科团队整合，发展各自不同重点的个案管理。

2. 团队人数考虑 团体人数多寡的决定性因素包括组织目标、成员需要的互动程度、成员社会发展的需求程度。一个组织团体达成成员间和谐的分工与协作是很重要的。一般情况下，医院中的工作团体是以治疗与教育为目的的封闭式小团体，人数不宜过多，6～15人较为适宜。封闭式团体的优点是成员间具有较强的凝聚力，成员相对稳定保障了成员间角色和操作规范的稳定性，可预测角色行为，增加成员间的互助合作，团队的方案也易于执行。

3. 根据评估设定干预目标及方案 设立清晰的干预目标是整个团队的中心，包括医院整体目标、出院计划团队目标、团队成员的目标及患者的目标。要医院对服务团队医院整体目标是指有规章制度与功能的限制与考核，这些限制与考核指标足以影响服务团队目标的达成；出院计划团队目标必须综合考虑兼顾医院、团队成员及患者的目标，并以上述三方面为指导设立综合目标；团队成员的目标体现每位成员通过自身不同专业角度对个案提出的期望与服务方向；患者的目标是指患者当前存在的困难及期望促成的进步。只有团队清晰了所有目标，并接受和了解彼此的目标，服务团队的作用才能够真正发挥出来。

出院计划服务方案的内容主要有疾病健康指导、生活辅助、交通运送、医疗辅具、出院安置、居家护理、机构转介、社区康复等。每位患者通常都具有多种个性化的出院需求，因此，决定出院计划服务质量的关键因素是信息的整合及专业的措施落实。信息的整合要求出院计划团队评估的正确性、完整性，需与患者生理、精神、外界环境、可及资源等多方面的实际需求相关；措施落实要求专业团队具有明确的执行标准、规范的执行流程，且措施落实需要经过充分的团队沟通协商，充足的评估及执行时间可保证出院计划具有可操作性及专业性，从而更好地协调患者出院。

4. 出院计划服务方案的制订与实施 有关出院计划方案制订的地点与使用设备、集体沟通会议的日期、频次需要在出院计划服务团体招募前制订，同时也要确定医院提供的相关制度和配套支持资源的配合。

（1）出院沟通会的实施：出院沟通会的实施是一个系统化、多学科协作的过程，通过结构化流程，出院沟通会不仅能解决医疗衔接问题，更从生活、心理、社会支持等多维度构建安全网，降低再入院风险。整个沟通过程强调协作与个性化，旨在为患者提供全面的出院后保障。具体步骤如下。

1）会前准备

A. 患者评估：由主管医生、护士、康复治疗师等提前对患者进行综合评估，包括病情稳定性、功能恢复情况（如行动能力、吞咽功能）、居家环境适应性（如楼梯、卫生间设施）、家庭照护能力（家属体力、护理知识）及心理状态（如焦虑、抑郁倾向）。

B. 确定参会人员：根据患者需求，邀请核心成员（主治医生、责任护士、患者及家属）及相关专业人员，如社会工作者（对接社区资源、经济补助）、康复师（制订肢体/语言训练计划）、营养师（设计膳食方案）、药剂师（用药指导）、心理治疗师（情绪疏导）、社区护士（居家护理衔接），必要时纳入医保专员（费用结算咨询）。

C. 资料整理：汇总患者病历、检查报告、用药清单、护理记录等，并提前向参会者分发《出院计划草案》，标注需讨论的重点问题（如是否需要家庭氧疗、伤口换药频率）。

2）会议流程

A. 开场与病情通报（10～15 分钟）：由主治医生主持，明确会议目标，简要说明患者当前诊断（如"脑梗死后左侧偏瘫"）、治疗进展（如"溶栓后肌力恢复至 3 级"）、预期出院时间及出院后潜在风险（如"跌倒、肺部感染"）；展示可视化资料：通过幻灯片（PPT）或图表展示关键指标（如血压控制趋势、伤口愈合情况），帮助家属直观理解病情。

B. 多学科方案陈述（20～30 分钟）：①医疗团队，明确出院后需监测的指标（如血糖每日监测 3 次）、复诊时间及紧急情况应对（如发热>38.5℃立即就医）；②护士，演示居家护理操作（如鼻饲管更换、压疮预防体位摆放），提供"护理操作视频二维码"供家属学习；③康复团队，制订分阶段训练计划（如"第 1 周每日床边坐立训练 10 分钟，第 2 周借助助行器步行"），并评估需租赁的康复器械（如轮椅型号、防压疮气垫）；④社会支持团队，介绍社区资源（如申请居家养老护理补贴的流程、附近康复中心的联系方式），协助解决家庭环境改造（如安装卫生间扶手费用报销）；⑤营养师，提供个性化食谱（如低盐糖尿病食谱示例）及进食辅助工具建议（如防呛咳餐具）。

C. 患者及家属参与讨论（15～20 分钟）：①答疑与调整，家属提出实际困难（如"无法全天陪护"），团队现场调整方案（如联系社区提供每日 2 小时上门护理）；②患者表达需求（如"希望继续针灸治疗"），协调中医科加入后续计划；③风险告知与知情同意，书面告知居家治疗可能的风险（如自行拔管风险），家属签署"出院知情同意书"及"护理责任告知书"。

D. 明确分工与跟进计划（10 分钟）：制订《出院计划执行表》，逐项列出任务（如"家属负责每日服药监督""社区护士每周二上门换药"）、责任人及截止时间。建立沟通渠道，提供 24 小时值班电话、医院 APP 随访预约入口，并安排出院后 48 小时内首次电话回访。

3）会后落实与追踪

A. 资源衔接：社会工作者在出院前完成家庭病床申请、医疗设备配送（如制氧机安装调试）。

B. 多部门协同：医院信息科将患者资料传输至社区卫生院，确保治疗连续性。

C. 动态评估：出院后每周由个案管理师汇总各团队反馈（如康复进度、用药依从性），每月召开线上会议调整计划。

（2）出院计划的实施：患者及其家属在疾病的打击和对出院后适应环境的不确定性产生的一系列冲击下，需要出院计划团队疏解患者及其家属的不良情绪，帮助他们重拾院外生活信心。计划实施的主要原则：①协助患者及其家属获取足够的医疗护理信息，详细告知病情相关健康教育，鼓励患者接受治疗；②协助患者维持其内在人格及家庭的平衡，给予情绪支持，疏导患者及家属的焦虑不安、沮丧、愤怒、烦躁等负面情绪；③协助患者恢复正常生活，鼓励患者了解和掌握自我照护技能，使其保有正常生活的功能；④在资源协调及物质需求方面给予适当帮助，根据患者需求寻求院外物质、经济补助，建立支持性团体，给予患者及家属健康生活指导教育。

（3）资料的整理与记录：在团队协作方法中，信息的共享是必不可少的。患者个人隐私信息应受到保护，同时在有利于患者的原则上应该充分收集有关患者出院支援的相关信息。因此，必须在收集患者信息之前，采用知情同意书等文书手段征求患者及家属的同意。与此同时，除了会议的直接参与者需要承担保密原则，会议的非正式参与者（如记录员、搬运者等）也同样负有保密义务，这一点需要在会议开始时予以确认。对于每个个案记录，要求清晰、准确、简明，目前很多医疗机构已经设立了电脑筛选及评估系统，简化了评估信息的记录，方便信息存储与应用，现代信息手段使出院计划管理流程更加优化。

5. 出院计划实施示例 以慢性阻塞性肺疾病（COPD）患者出院计划管理模式为例，在实施出院计划的过程中体现了全程、闭环的专业管理。以出院计划中患者入院开始至出院后的评估、制订计划、实施计划、效果评价四个部分为切入点，根据专科情况、院内资源和环境开展适合COPD患者的出院计划管理模式。

（1）遴选出院计划团队成员，形成以护士为主导的、多层次、医护协同的团队。护士长作为团队总负责人，起到组织、监督、管理和协调作用。

（2）下设4个责任组，分别负责教学培训、健康教育、护理专科门诊、延续随访、数据分析与质量控制，组员包含呼吸科医生4人及护士12人（含呼吸治疗师3人）。团队商讨相互协作，共同制订出院计划实施方案和干预路径，并组织实施，确保干预顺利进行。

（3）使用患者出院计划风险筛查指标及综合评估指标（见本章附1和附2）于住院24小时内进行初筛，将患者的出院计划需求分为高、中、低三个层次，根据不同需求等级评估内容，制订出院计划方案。

由于患者院外支援与社区医疗资源利用率不足，出院后医疗资源获取相对困难，医院增加了呼吸护理门诊，根据主管医生建议，定期邀约患者进行门诊复检，由护理专科门诊组衔接居家康复与住院治疗，填补患者出院后医疗资源支持的不足，根据病情及评估结果制订门诊复检计划（每1、3、6个月定时门诊复检）。复检内容包括肺功能、锻炼、用药依从性及效果等。督导患者呼吸康复锻炼、呼吸功能相关检查，为每位患者建立延续性护理档案，记录每次检验检查及评估指标，由门诊呼吸治疗师给予阶段性指导意见，提供康复处方并留档记录，便于下次复诊时观察比较。若患者由于家庭住址较远或其他原因无法配合门诊管理，可经由团队评估后制订患者居家肺康复干预方案，由随访团队根据计划及患者需求实施居家随访，随访团队成员包括呼吸科医生1名、呼吸治疗师1名，健康教育组护士1名，给予患者居家环境、家庭氧疗规范、居家锻炼、规范用药等多方面指导，为患者答疑解惑，弥补患者出院后医疗资源支持的不足。

四、联系社区资源

服务协调是指在出院计划实施过程中与转介单位沟通与合作的过程，其能够保障出院计划在院内-院外衔接环节的连续性和完整性。出院计划团队是由医院内、外的基本团队（primary team）、资源团队（resource team）和社区团队（community team）等组成的综合团队。在出院计划的制订和实施过程中，各团队保持协调与合作的关系，在护理程序中完整执行出院计划的各环节。

护士作为出院计划协调职责的主要承担者，扮演以下几个角色。

1. 评判者　护士应建立一套行之有效的筛查评估机制，帮助尽早识别需要出院计划的患者，发现阻碍患者安全、顺利出院的因素，以便尽早帮助患者增强出院后重返家庭、社会的信心。其工作效能不止体现在缩短住院天数、降低反复入院率，还体现在为患者提供包含生理-心理-社会的整体性医疗服务。

2. 协调者　护士在出院计划中的重要职责之一是协助发现社区、康复或照护机构的资源及服务内容，搜寻社区中相关机构的资料，并通过充分的沟通提供给出院计划团队成员及患者、家属，以供参考。协助患者选择最佳出院后转归地点，解决其出院后安置机构的选择问题，并提升后续照护服务质量。另外，医疗团队也需要提供定期的家庭访视、专业诊疗、护理等连续、完善的服务，护士根据患者该方面的需要进行评估，适时组织、沟通、协调出院计划团队的服务措施供给方式及频次。

3. 教育者　应及时掌握社区服务资源并及时更新信息，包括了解其服务内容、机构性质、所需花费、支付方式、转诊条件、转运方式、机构设施、环境及申请程序等，以便患者及时获取有用信息，作为选择合适转归地点的参考；以简单明了的行为修正技术及心理治疗改变患者原有的不良行为，去除患者社会心理障碍；此外，若接收患者的社区机构需要对患者的病情、诊疗、照护方式进行进一步的沟通与了解，也可及时向出院计划的协调者提出协助要求，以期达到满足患者医疗照护最佳需要的目的。

4. 沟通者　当患者或其家属因不同文化背景、居住地区等特质难以适应出院计划，不能配合，导致患者不愿出院、拒绝建议时，应与患者及家属商讨，协调其内、外潜在压力，通过协助与指导患者及家属改变固有思维模式，链接最适当提供服务的机构、设施，为患者争取满意的服务，发展稳定、可持续的服务方案。

5. 支持者　为患者及其家属、出院计划团队成员提供情绪支持，帮助个人、团体、家庭、社区精准了解需求，以深入研究辅助工作的实施方法，探讨解决矛盾的最佳策略，增强团队执行力，增强患者及家属的出院信心。

可以看出，提供协调服务是保证患者能够得到连续护理、确定预期效果的关键步骤之一，并且这不是单一机构或个人能够完成的工作，而是需要相关政策、制度建立服务保障。

由于国内延续性护理模式尚在起步阶段，目前国内出院后的安置机构及照护角色进展等问题屡见不鲜，如出院后患者可利用的安置机构有限，照护质量得不到保障，有照护需求的重症或老年、慢性病患者及家属在人力、经济压力等多重影响下，往往发生离院后照护困难等情况。此外，社区机构也尚未与上级医院建立长效的延续照护机制，患者入院属于急性期诊疗，与长期照护隶属不同领域分工，各单位间的交流和信息渠道不完善、衔接不足，由医院主导的出院计划实则难以长期实施。长期照护体系尚未完全建立，社区资源利用困难是目前我国出院计划实施的一大困境。

五、转介与转诊

出院前对患者进行再次评估，根据患者康复情况和居住地点提供转介服务，是返家照护还是转入机构接受照护。

1. 回归家庭 对于患者来说，家庭意味着归属感，更多的患者希望出院后能回归家庭。在欧美一些发达国家，经评估符合条件患者出院后，可享受社区护理机构提供的定制服务、治疗师的上门服务或社会工作者支持，且短期的家庭护理费用可以报销。对于拟返家患者，应确认回家后的主要照护者人选的相关安排、主要照护者照顾技巧、医疗辅助器械的准备情况及相关社区资源的介绍，如居家护理、日间照护等。

2. 转入康复或护理机构 老年人与慢性病患者，以及脑卒中、骨关节术后且在生命体征平稳后及自我护理能力较差的患者需要考虑转介至康复机构进行进一步的康复治疗。尽管部分患者希望出院后可以回归家庭，但出院计划制订者应根据患者具体情况决定患者是否需要转介至康复或护理机构。此时，当出现患者意愿与出院计划小组的决定不一致时，患者家属的沟通作用将显得尤为重要。患者在康复机构或护理机构可获得全方面康复（物理治疗、作业治疗、言语治疗等）及专业护理，但同时，长期住院可能增加感染等疾病的风险并对患者的心理状态产生影响。因此各康复机构或护理机构也应该根据患者具体情况制订出院计划，目前有关出院计划此方面的研究仍有待深入。同时，对于拟转入其他机构接受照护者，应提供相关机构的信息（包括所能提供的服务及相关收费等、向接收机构提供患者相关资料），有效协助衔接患者的照护资料以方便进行后续照护。

目前我国出院计划转介和转诊尚处于初步探索阶段，双向转诊制度在实施过程中仍面临诸多挑战，包括基层服务能力不足、患者就医习惯难以改变、信息共享不足、转诊流程不畅等问题，导致患者在基层服务机构或其他养老机构得不到有效的康复和长期管理。如我国台湾成功大学附设医院于2005年开展了电脑出院计划服务作业系统，方便了工作人员的操作并做到全院资源共享，医院与25家护理之家签约，并成立了辅具租借中心，解决患者出院后不能得到连续性照顾的后顾之忧。

六、追踪评价

追踪评价是出院计划的最后一个环节，通常于患者出院后实施，此阶段往往易被忽略。确切、及时、有效的评价有赖于专人管理及清晰地记录。出院计划评价的一大特点是评价的持续性及动态性，需要监测患者不同时期对不同需求措施落实的不同反馈，需要专人管理。记录不完整可能导致患者本该享有的服务无法落实，也将会影响出院计划服务的效果。

恰当的追踪评价可以起到定期、持续地关注出院计划内容合理性的作用，有利于提高出院计划的质量。关于评价及监测的目的，主要有以下几点：出院计划是否得到有效实施（评估执行状况）；出院计划中设定的目标是否达成（目标达成度）；各项服务和支持的内容是否合理（服务妥当性、有效性）；是否产生新的生活问题（通过环境评估把握需求变化）。

追踪评价内容主要有：患者对目前的照护是否满意、患者再入院率及患者原因、患者自我管理能力、用药情况、复诊及康复情况、患者和照护者的生活质量、照护者的照护能力和照护负担等，同时，评估患者健康状态的变化，确定患者是否还有其他照护需求。追踪评价时间：建议于患者出院后 3~7 天内进行第 1 次追踪服务，于出院后 2 周或 1 个月时进行第 2 次追踪服务，之后可依患者需求及机构人力配置自行调整。

（一）社会工作服务评价概况

国外学者在社会工作服务评价中开发了目前广泛运用的"3E"理论，即经济（economy）、效率（efficiency）与效果（effectiveness）。经济原则强调机构服务开展要以最低的成本获得最大的收益；效率主要是指投入产出比，即同样水准的服务所需要的成本要小；效果则是指组织公共服务项目目标的实现程度。其他较为系统的模型，如 CIPP 模型由 Stufflebeam（1967 年）提出，分为背景评估、输入评估、过程评估和成果评估四个要素，成果评估又分为影响、效能、可持续性和可应用性四个阶段。系统模型长期以来被用来协助人们理解服务项目的运作，其核心要素包括输入、过程、输出和反馈。输入指系统为实现目标所使用的任何事物，过程指输入被消耗和转化为输出的实际处理过程或服务传达，输出指系统或人类服务项目的任何产物，反馈指系统或者人类服务项目的绩效信息作为输入重新投入到系统中。可见，国外社会工作服务评价已有相当多的成果可供出院计划效果评价参考借鉴。

在众多研究中，出院计划效果评价常等同于服务结果评估，并认为服务效果即为服务的结果，服务效果评价包含服务对象的改变、服务对象的满意度和服务的社会效益三个方面。同时，出院计划工作服务效果评价也经常借助"服务满意度"这一概念作为其量化指标，通过对服务满意度的测评分析出院计划工作服务效果。

（二）出院计划评价指标的选取

在效果评价方面，设立的评价指标需能反映出院计划方案的目标与期待，体现工作人员服务的效果，并且是可以被稳定测量的指标，以能够让出院计划方案的受益人参与并决定为宜。评价指标可以是对服务对象的观察指标（如生活自理能力、生活质量等客观指标），也可以由服务供给者提供（如由方案实施者提供的方案过程记录等）或由观察者提供（如专家意见、监管部门政策等）。

（三）出院计划评价简述

1. 出院计划的效果由以下三个维度评价

（1）患者效果：初次住院天数、出院后患病率、出院后接受的健康服务、自身功能状态、心理状态、照护满意度、自尊、患者对自身健康的认知及压力程度等。

（2）家庭相关成员：主要照护者的状态、提供了哪些照护需求、照护者压力程度、家庭功能等。

（3）照护成本：住院费用、再入院费用、出院后照护服务支出、家庭相关支持、相关专业人员的支付费用等。

2. 出院计划执行过程评价指标

（1）执行的步骤能够及时辨识出需要出院计划服务的患者。

（2）转介后照护者回应的时间状态。

（3）显示患者/家属参与出院计划的记录。

（4）医生参与出院计划的记录。

（5）多团队合作参与沟通的记录。

（6）所有专业人员将出院计划服务整合于患者的照护行为中。

3. 出院计划满意度评价　　出院计划服务是否能满足患者需求、出院后的继续医疗服务品质、资源获取的便利性等都是影响患者及家属出院满意度的重要因素。

4. 出院计划品质评价指标

（1）沟通：主要依靠出院计划推进过程中服务的提供者对服务受益者的不断询问，得到确实的答案，以便协助决策的进行。

（2）资源获取：包括正式与非正式两种类型。正式的资源包括照护中心、社区医院、日间托管等社区资源，非正式的资源包括来自亲属、友邻等的协助，若患者发生非计划性再入院、住院时间延长，表示资源获取不佳或应用不当。

（3）日常生活的处理：包括让患者在院外安置的环境中能够维持照护的能力与功能等。

（4）患者及家属满意度：主要受患者住院时期的经历、是否能获得与出院相关的信息、对转介场所的接受度等方面的影响。

第二节　院内出院计划体系构建

一、团队协作构建

出院计划的开展需要医院内外多部门、多学科人员之间的协调合作，其有效推动必须依赖完整且有组织有计划的多学科团队。多学科团队通常是由不同专业人员组建的以患者为中心的照护团队，其重点在于根据患者出院时的个体情况及需要，通过成员间的交流讨论，制订和实施个体化出院计划，协调转介事宜，从而保证出院计划的连续与高质量，达到帮助患者出院后顺利度过过渡期的目标。此外，患者及其照护者（一般为家属）被视为多学科团队的重要成员。

（一）组织框架及团队成员

1. 医院层面　　设立管理出院计划的委员会。委员会主要负责全院出院计划工作的组织、安排，定期审查医院月度、季度、年度的出院计划运行报告（由协调者提供），考评出院计划质量，保证出院计划的高效管理。

2. 科室层面 多学科团队：由科室医生、护士长、责任护士、营养师、康复治疗师、药剂师、社会工作者及所涉及的其他学科专业人员组成，且需要患者及其照护者全程参与。

3. 院外涉及的其他人员 指初级医疗机构医务工作者或社区全科医生、社区护士、护工等可能参与出院计划的院外人员。

（二）团队运作

团队运作由专人负责，称为协调者，是出院计划中非常重要的角色，通常由具有丰富专业知识并熟悉出院计划流程的护士担任。其在出院计划的计划和实施过程中发挥协调作用，促进团队成员之间的无障碍沟通。

协调者从患者入院开始，负责协调患者出院计划的各个环节，在完成患者筛选和评估后，组织多学科团队成员召开个案讨论会，共同拟定出院计划方案，确定患者出院后的照护计划、协调周边社区及长期照护机构等可利用的社会服务资源，从而帮助患者更加高效、经济、连续地由医院向社区或家庭顺利转介。协调者作为整个多学科团队管理者，应定期总结出院计划工作，形成工作报告及建议，及时上报医院出院计划委员会审查，持续提升出院计划质量，从而带领多学科团队有条不紊地推进整个出院计划。

（三）团队职责分工

团队成员的职责重点围绕解决以下三个问题：①谁负责识别并记录预估的住院时间；②谁负责评估和检查患者；③如何从患者病情、是否适合出院或安全转移方面做出多学科的决定。

各医院在实施出院计划时，应明确团队成员的分工及职责，确定责任范围，出现问题及时分析补漏，以保证出院计划质量。参照《老年患者出院准备服务专家共识（2019版）》，多学科团队成员具体分工及职责见表2-8。

表 2-8 出院计划主要成员及分工职责

成员	主要职责
协调者	主要职责为组织并参与个案讨论会；复评确认服务对象；协调多学科间的合作；在住院期间监测计划的执行并在必要时修改；转介患者；追踪评价
医生	提供疾病诊断与治疗；主持个案讨论会；评估患者出院后的医疗照护需要；决定出院日期；为患者进行药物重整；告知复查相关事项
护士长	参与个案讨论会；负责科室护士出院准备服务相关知识培训；监督科室出院准备服务质量
责任护士	入院24小时内对患者进行出院准备服务初筛；参与个案讨论会；为患者及其家属提供出院后照护知识技能指导
康复师	提供患者康复运动计划与康复技巧指导
营养师	提供患者饮食设计与营养宣教和咨询
药剂师	提供用药指导与咨询，调整药物
社会工作者	提供社会资源和辅助用具租借的相关信息咨询，并根据患者需求协助联系与安排
其他	依个案具体需要而定，如伤口造口专科护士、糖尿病专科护士、呼吸治疗师、心理咨询师等

（四）开展多学科团队会议

召开多学科团队会议，促进团队成员间的沟通交流，充分发挥多学科团队优势，达到制订患者出院后的具体护理计划、设定出院计划目标并确定患者转介方向的目的，同时应做好会议记录。此外，应鼓励患者及家庭成员在适当的情况下积极参加团队会议，以便其可以随时了解出院计划的最新规划安排。

（五）召开病例讨论会议

如果患者情况复杂，对出院计划需求较多，可考虑召开病例讨论会议，以便更好地明确患者需求及如何满足患者的需求。病历讨论会由出院计划协调者负责组织和确定召开时间，主要参与人员原则上包含多学科团队成员、患者、家属等，其中出院计划协调者和主治医生必须出席。病历讨论会时间控制在大约 1 小时，在这个过程中，出院计划协调者要做好记录。

> **知识拓展**
>
> 国内相对成熟的多学科团队运作模式介绍：糖尿病出院计划的团队协作涉及医院、社区等多方面的人员，在以上主要成员及分工职责的基础上，临床应结合病种特点及当地医院和社区合作模式，构建适合各病种的团队协作组织并确定相关人员职责，现将国内相对成熟的糖尿病患者团队协作实践介绍如下，以供参考。

2021 年，孙维禧等构建了基于糖尿病管理 App"医院-社区-家庭"联动糖尿病患者延续护理方案，其中包含糖尿病患者延续护理的团队组织架构和人员组成、分工职责等内容。

1. 糖尿病延续护理组织架构　见表 2-9。

表 2-9　糖尿病延续护理组织架构

一级条目	二级条目
牵头单位	二级及以上综合医院
联动单位	以医联体为基础，与综合医院联动的社区医院
糖尿病医疗护理专家	医院分管院长
	护理部主任
	内分泌科主任
	在上海市护理学会、浦东新区护理专业委员会糖尿病学组任职的社区医院总护士长
糖尿病工作小组	医院糖尿病门诊护理组
	医院糖尿病病房护理组
	社区糖尿病护理组

2. 以糖尿病专科护士为主导的多学科团队　节选团队成员构成和职责分工 2 个一级条目，见表 2-10。

表 2-10 基于 App "医院-社区-家庭" 联动的糖尿病延续护理团队

一级条目	二级条目	三级条目	
团队成员构成	社区医院	糖尿病专科护士（主导）	全科医生
	二级以上综合医院	糖尿病专科护士（主导）	内分泌科医生
		眼科医生、护士	心脏康复科医生、护士
		神经内科医生、护士	肾内科医生、护士
		心理咨询师	营养师
		康复师	运动治疗师
职责分工	糖尿病专科护士：负责医院社区间的联络，建立患者健康档案，监督患者出院计划执行情况，为患者及家属提供健康教育及个性化指导，患者病情的动态评估和长期跟踪随访，协助患者转诊		
	内分泌科医生：及时评估患者病情变化及转诊情况，调整治疗和用药方案，承担专科知识培训及会诊工作		
	眼科、心脏康复科、神经内科、肾内科医生及护士：患者并发症风险评估、会诊及健康指导		
	药剂师：为患者解答用药相关问题		
	心理咨询师：为存在不良情绪的患者及时提供心理疏导和干预		
	营养师：定期评估患者营养状况，指导患者平衡膳食		
	康复师：当患者出现肢体功能障碍时，进行指导锻炼		
	运动治疗师：为患者制订运动计划		
	社区全科医生：流行病学调查、健康档案的建立及完善，提供疾病、用药方面的咨询，负责糖尿病重点人群的诊治工作		

二、护士主导出院计划

（一）护士是主导和协调出院计划最理想的专业人员

护士是主导出院计划最理想的专业人员。主要原因如下：首先，在多学科团队中，护士较其他成员更了解患者的健康需求，通过连续护理评估能准确预估患者今后的护理需求；其次，护士每日记录患者的日常治疗及护理，能够比较全面、系统、连续地掌握患者的护理资料，容易与患者建立相互信赖的合作关系，从而顺利实施出院计划；最后，护士通过日常观察了解患者探视情况，便于评估患者的社会支持系统。鉴于此，由护士主导出院计划模式运作已成为国内外的一致共识。

（二）主导出院计划的护士要求及遴选标准

国外出院计划由接受过相关培训的高级实践护士（APN）主导。参照美国护士协会及国外 APN 主导的护士出院计划模式相关研究，主导的出院计划 APN 遴选要求如下：①经过临床认证和培训，并获得硕士学位；②全面的健康评估能力；③发现和处理现存或潜在健康问题的能力；④良好的人际关系能力；⑤病案管理能力；⑥促进多学科团队沟通和协作的能力；⑦出院随访能力。

国内尚无对实施出院计划护士资质的统一要求，通常由专科护士、高级职称或高年资护士担任。医院可参照 2019 年广东省护士协会开办延续护理专科护士培训班的招生标准进行遴选，即本科或以上学历，5 年或以上临床经验。因为延续护理现处在发展阶段，各地医疗条件和发展存在差异，故对从事延续护理工作人员的工作年限不做统一要求。

（三）护士主导出院计划的运行模式

出院计划实施周期通常从患者入院的 24 小时开始持续到出院后 2～3 个月。主导出院计划的护士首先会对患者进行筛选，对筛选出的高危患者进行全面评估，根据评估的内容，与家属、照护者和多学科团队成员共同讨论，制订个体化的健康目标和出院计划方案。在患者住院期间由护士例行每天查房，出院后根据出院计划进行随访。随访过程中，护士通过健康教育给患者和家属提供疾病相关知识和症状发作的处理方法等内容。此外，护士除了执行对患者每日的出院计划护理服务之外，还要履行对多学科团队其他成员的监督，达到有条不紊推进出院计划进程的目的。最后，主导出院计划护士作为医疗机构和社区之间重要的沟通桥梁，应加强与基层医疗机构的沟通和合作，以保证照护服务的延续性。

三、主导出院计划护士的职责与核心能力

护士的核心能力是指其提供安全及合乎能力准则的护理服务时所要求的专业知识、技能、判断力和个人特质。APN 主导的出院计划模式确立了护士在出院计划中的角色，而其核心能力是确保患者得到及时有效照护的重要前提。

（一）护士主导出院计划的职责

1. 评估期　出院计划必要性判断；评估患者的需求、自理能力、家庭环境、社会支持网络等。

2. 计划期　探讨出院协调的方向性、协调多学科团队成员制订出院计划方案；出院前的准备；社会资源的最大化利用；向患者和家属说明出院计划方案，调整出院计划。

3. 实施期　有效沟通协调，保证出院计划的顺利进行；促进多学科的团队协作，落实出院计划方案；协调患者转介的健康服务机构。

4. 追踪随访期　患者出院后的追踪随访；出院计划过程质量的监测和评价；出院计划实施效果评价。

（二）护士主导出院计划的核心能力

护士主导出院计划的核心能力是确保护理质量的前提，临床可参照我国学者路露等开发的护士主导老年患者出院计划核心能力评价指标体系评价护士出院计划核心能力或在其基础上制订适用于各自医院的能力评价指标。

1. 护士主导老年患者出院计划核心能力评价指标体系构建　护士主导老年患者出院计划核心能力评价指标体系是路露等参照日本学者丸冈直子等构建的出院计划病房护士能力评价指标、坂井志麻等开发的病房护士出院计划能力自评量表、美国老年学会发布的老年专科护士 23 项能力要求和美国护理学院协会发布的老年专科护士能力指南，同时在解读我国养老政策（医养结合政策、养老保险政策、智慧养老政策等）和老年护理现状的基础

上,以出院计划的4个阶段(评估期、计划期、实施期、后续追踪及效果评价)为理论框架而建立的。

2. 护士主导老年患者出院计划核心能力评价指标体系的信效度 护士主导老年患者出院计划核心能力评价指标体系基于1021位临床护士进行信效度验证。该标体系的Cronbach's α系数为0.98;分半信度为0.99;重测信度为0.86。探索性因子分析共提取4个公因子,累计解释总变异的72.79%,各三级指标在相应公因子上的载荷系数为0.417~0.808。4个公因子与评价指标体系的4个一级指标基本划分一致。指标体系的二阶验证性因子分析模型的绝对适配度指数RMR、RMSEA、AGFI值分别为0.047、0.070、0.671;增值适配度指数NNFI、NFI和CFI值分别为0.879、0.846和0.885;简约适配度指数χ^2/df、PNFI、PGFI值分别为3.481、0.806、0.642。交叉验证显示指标体系结构效度良好。以《中国注册护士核心能力量表》为效标量表,效标效度为0.73;量表水平的内容效度(S-CVI)为0.99,条目水平的内容效度(I-CVI)为0.80~1.00。该指标体系具有良好的信度和效度,可在临床进一步推广使用。

3. 护士主导老年患者出院计划核心能力评价指标体系内容 见表2-11。

表2-11 护士主导老年患者出院计划核心能力评价指标体系

一级指标	二级指标	三级指标
1.出院计划的评估能力	1.1 一般资料的收集	1.1.1 能够收集老年患者的社会人口学资料
		1.1.2 能够收集老年患者的家庭组成及主要照护者的相关资料(文化程度、与患者的关系、照护能力、联系方式等)
		1.1.3 能够对老年患者居室环境安全进行评估(室内灯光、卫生间布局、有无防滑设施等)
	1.2 医疗护理问题的评估	1.2.1 能够对老年患者的疾病状况、进展和预后进行评估
		1.2.2 能够对老年患者的躯体功能、认知、精神心理等方面进行评估
		1.2.3 能够对老年患者的护理问题进行评估(跌倒、坠床、皮肤完整性受损等风险)
		1.2.4 能够评估老年患者对自身疾病治疗的理解程度及对疾病知识的掌握情况
		1.2.5 能够对老年患者的自我护理能力及主要照护者的护理能力进行评估
	1.3 出院计划必要性的判断	1.3.1 能够对老年患者是否需要出院计划做出初步判断
		1.3.2 能够和主治医生对老年患者是否需要出院计划进行探讨
	1.4 出院需求的评估	1.4.1 能够理解并记录老年患者及家属对疾病治疗和院外生活的担忧及期望
		1.4.2 能够理解并记录老年患者及家属关于临终问题和居家照护的想法
		1.4.3 能够熟练地运用访谈法对老年患者及家属的出院需求进行评估
		1.4.4 能够在评估过程中运用语言和非语言的交际策略来应对老年患者潜在的感官、认知等方面的障碍
2.出院计划的制订能力	2.1 个体化出院计划的拟订	2.1.1 能够以老年患者自理能力最大化作为出院计划的目标
		2.1.2 能够以老年患者和家属的需求为中心制订出院计划
		2.1.3 能够根据老年患者的疾病状况,制订个体化的随访方案(方式、时间等)
	2.2 出院前的准备	2.2.1 能够对老年患者及家属的担忧和期望进行协商解决
		2.2.2 能够讨论制订老年患者病情加重或危急时刻的应急方案
		2.2.3 能够判断家用医疗器械及物品使用的必要性并提供其获取途径
		2.2.4 能够讨论确定老年患者出院时的运送方式

续表

一级指标	二级指标	三级指标
2.出院计划的制订能力	2.3 社会资源的合理利用	2.3.1 能够掌握老年患者居家附近可获得的社会资源（如就近可利用的社会卫生服务机构、养老机构、联系人、提供的服务内容等）
		2.3.2 能够在制订出院计划时充分考虑居家附近可获得的社会资源，并将其及时提供给老年患者及其家属
		2.3.3 能够向老年患者和家属介绍医疗保险的报销方式和比例
		2.3.4 能够向老年患者和家属介绍相关的医疗卫生优惠政策和照护资源
	2.4 出院计划的说明和调整	2.4.1 能够向老年患者和家属介绍并确认出院计划的内容
		2.4.2 能够向老年患者及其家属介绍出院后医院可以提供的服务及获取方式
		2.4.3 能够主张老年患者和家属在医疗决策方面的权利（签署出院计划的知情同意书等）
3.出院计划的实施能力	3.1 多学科的团队协作	3.1.1 能够协调多学科团队成员做好老年患者出院前的准备工作
		3.1.2 能够协助康复师对ADL评分低的老年患者及家属进行康复指导
		3.1.3 能够配合医生和药剂师对老年患者和家属进行药品管理的指导
		3.1.4 能够协助营养师根据老年患者的营养状况对其进行个体化的饮食指导
		3.1.5 能够协助医生确定患者的出院日期和复诊日期
		3.1.6 能够与社区医护人员协作，保证老年患者出院计划的顺利进行
	3.2 出院前的健康教育	3.2.1 能够按照老年患者对健康知识需求的优先顺序，有计划地安排健康教育
		3.2.2 能够根据老年患者的理解情况，提供个体化的健康教育
		3.2.3 能够充分发挥老年患者的主观能动性，帮助其改变不良的健康行为
		3.2.4 能够对老年患者及家属进行疾病管理方法和日常生活注意事项的指导
		3.2.5 能够对老年患者和家属进行相关医疗器械及物品使用方法的指导
		3.2.6 能够指导老年患者和家属识别病情危急的症状体征及急救措施
		3.2.7 能够对有跌倒、管路脱落和压疮等风险的老年患者提供护理方法的指导
		3.2.8 能够对老年患者和家属进行心理护理，缓解其对院外生活的不安和焦虑
4.追踪随访和效果评价能力	4.1 健康服务机构的协调	4.1.1 能够与社区卫生服务中心及其他医疗机构协作，确保老年患者的顺利转诊
		4.1.2 能够协调出院计划在不同医疗服务机构间的落实
		4.1.3 能够协调护理门诊，为老年患者提供复诊服务及护理专科指导
		4.1.4 能够在老年患者向下级医疗机构转介时，为其协调床位及其他资源
		4.1.5 能够为下级医疗服务中心提供技术指导和培训
	4.2 院外的追踪随访	4.2.1 能够为老年患者提供多种形式的随访
		4.2.2 能够在每次家庭访视时对老年患者的康复情况进行评估
		4.2.3 能够根据老年患者的康复情况灵活地调整出院计划
		4.2.4 能够及时解决随访时老年患者及家属提出的各种问题
		4.2.5 能够及时准确地记录老年患者出院随访的进程
		4.2.6 能够根据家庭访视的结果判断是否结束出院计划
	4.3 效果评价	4.3.1 能够对老年患者出院后的康复情况及生活状况进行追踪评价
		4.3.2 能够对老年患者出院前后的心理状况进行评估
		4.3.3 能够对老年患者实施出院计划后的满意度进行调查，并对结果进行分析
		4.3.4 能够在出院计划结束后对整个过程进行评价分析

4. 护士主导的出院计划在临床开展

（1）用于出院计划相关培训内容设置：该指标体系涵盖护士主导出院计划过程的能力特征指标和行为指标。可在该指标体系的基础上设置出院计划相关培训的课程内容，提高护士出院计划核心能力。

（2）用于调查护士主导老年患者出院计划核心能力水平：基于指标体系发展了护士主导老年患者出院计划核心能力量表，主要由指标体系二、三级指标构成。量表包含4个维度57个条目，即出院计划的评估能力（14个条目）、出院计划的制订能力（14个条目）、出院计划的实施能力（14个条目）、追踪随访和效果评价能力（15个条目）。量表采用Likert 5级评分法（1=完全不具备、2=大部分不具备、3=基本具备、4=大部分具备、5=完全具备），维度得分为所属条目得分之和，量表总分为57个条目得分之和，得分范围为57~285分，得分越高，表明护士开展老年患者出院计划的能力水平越高。标准化得分=（实际得分/总分）×100%（最终版量表见本章附4）。

（3）出院计划模式在国内已被引入慢性阻塞性肺疾病、脑卒中、早产儿、糖尿病等疾病护理中，均取得良好效果。而针对护士主导出院计划核心能力的相关研究较少，护士主导老年患者出院计划核心能力评价指标体系为实施老年患者出院计划的护士能力测评提供了评估工具。针对不同疾病和不同人群，可在此工具的基础上进行补充和发展，从而促进出院计划评估工具体系的完善和护士出院计划能力的发展。

第三节　社区联动制度

社区联动制度是指在分级诊疗的背景下，各级医院和社区卫生服务机构之间建立起合作联动关系的一种医疗卫生管理模式，其中居家医疗和访视护理是实现社区联动制度的重要途径和关键环节，通过社区联动制度可以实现医疗资源的合理分配，提高医疗服务的效率和质量，为居民提供更好的医疗保障。

一、居家医疗的必要知识

（一）居家医疗的相关概念

居家医疗（home health care，HHC）是指在家庭或社区居住环境中，由医护人员通过上门服务，为需要长期护理或康复治疗的患者提供一系列的医疗服务和健康管理，使患者得到必要的照护和治疗，减轻因住院带来的负担和成本。

居家医疗可以由医院、社区卫生服务中心、专业的居家医疗机构等提供，主要内容包括医疗护理、康复治疗、营养咨询、疾病管理、心理支持等，旨在提供高质量的医疗护理服务，同时尊重患者的权利和尊严，充分发挥患者和家庭的作用，促进患者的康复和自我管理能力，提高患者和家庭的生活质量，缓解医疗资源紧张的局面，是现代医疗体系中不可或缺的部分。

（二）国外居家医疗的发展

在欧美等发达国家，居家医疗已经形成了比较成熟的体系，并得到了广泛的应用。20世纪60年代末至70年代初，由于人口的老龄化、医疗技术的不断发展及医疗资源的紧缺，居家医疗开始成为国外医疗服务的一种重要形式。1965 年，美国联邦政府开始实施医疗保险制度，允许患者在家中接受护理和治疗，促进了居家医疗的发展。1970 年，美国政府开始设立医疗保健中心，提供基本医疗服务和家庭医疗服务。20 世纪 80 年代，美国各地开始成立居家医疗服务机构，为患者提供包括医疗、护理、心理等的全方位医疗服务。在人口老龄化和慢性病发病率日益增加的压力下，20 世纪 70 年代末至 80 年代初，英国、法国、德国、瑞士等国家的政府和医疗保健机构已经开始积极推广居家护理，在社区中开展了不同形式的居家医疗服务，以减轻医疗系统的压力，提高患者的生活质量。目前，国外的居家医疗服务已经比较成熟，覆盖面广，服务内容全，涵盖了医疗、护理、康复等多方面，在政府的支持和鼓励下已经形成了一个完整的体系，并得到了广泛的认可和应用。

20 世纪末至 21 世纪初，随着互联网和移动技术的迅猛发展，居家医疗从传统的居家医疗模式向远程医疗和智能居家医疗的模式革新。移动医疗设备、互联网技术和移动应用程序使得医疗保健服务变得更加个性化、便捷和实惠，人们可以在家中监测自身的健康状况并与医生进行远程交流，使医生能够更加了解每个患者的个体差异和需求。在科技变革和社会需求的引导下，居家医疗也逐渐成为未来医疗保健服务的重要组成部分。

近年来国外居家医疗的发展趋势和创新主要包含以下几个方面。

（1）在线医疗咨询：生活方式的改变使更多的人选择通过在线平台进行医疗咨询，平台上的医生可以为患者提供诊断、建议和处方，同时也可以帮助患者预约面对面的诊疗。

（2）远程医疗：随着互联网和通信技术的发展，远程医疗变得越来越普遍。通过视频会议和其他在线通信工具，医生可以远程诊断和治疗患者，同时还可以监测患者的状况并提供建议，这种远程医疗对于那些无法到医院就诊的患者（如住在偏远地区或行动不便的老年人）来说非常有益。

（3）移动医疗设备：技术的进步使越来越多的移动医疗设备走入人们的日常生活，帮助患者在家中监测自身的健康状况，常见的设备包括血压计、血糖仪、心电图仪、体温计等，患者可以将这些数据上传到云端，医生远程查看并提供建议。

（4）医疗机器人：随着机器人技术的快速发展，越来越多的医疗机器人被用于居家医疗。这些机器人可以帮助患者完成日常活动，如穿衣、洗脸、刷牙等，一些机器人还可以监测患者的健康状况，如心率、血压、血糖等，并将这些数据上传到云端，供医生进行远程监测。

（5）人工智能：人工智能技术被用于开发各种医疗应用程序，如帮助患者管理药物、监测健康状况、提供健康建议等，应用程序可以通过智能手机或平板电脑进行访问，让患者更加方便地获得医疗服务。

（三）我国居家医疗的发展

2018 年 8 月我国开展居家医疗培训，邀请了美国、日本等国的专家介绍居家医疗的实践经验。在此之前，我国的居家医疗服务主要是以"基层医疗人员"和"家庭病床"服务为主。农村的基层医生（赤脚医生）出现在 20 世纪 60~70 年代，是亦农亦医、送医送药的农村基层兼职医疗人员。家庭病床是在 20 世纪 50~60 年代出现的，据 1958 年的文献记载，当时的天津唐家口门诊部首创开设了家庭病床，由医生走出门诊及医院，到患者家里设立病床。1959 年，上海第二医学院附属仁济医院开始通过家庭病床治疗股骨粗隆间骨折。由此家庭病床开始在全国各地逐渐建立起来，然而，随着计划经济向市场经济的转变，现代医疗保险制度框架的建立使得医疗保险的报销开始倾向专业化、正规化医院，农村卫生室和城市社区卫生服务中心也逐步建立，家庭病床这一形式的发展呈现出曲折的状态并广受争议。长期护理保险的试点推动，使家庭病床逐渐被长期护理保险所提供的长期护理服务取代，主要原因是长期护理保险政策规定参保人不能同时享受家庭病床服务，因此更多的参保人会选择长期护理服务，而且其服务项目和给付金额也更切合需要。

随着医疗服务的发展，我国也出现了一些形式更加多样的居家医疗服务。一部分由政府主导（表 2-12）。2010 年，上海制定了比较正式的家庭病床地方标准《家庭病床服务规范》，初步对家庭病床做了引领性的规范。2016 年，国家卫生和计划生育委员会批复北京市卫生和计划生育委员会居家医疗的合法问题。随后，北京市卫生和计划生育委员会、内蒙古自治区卫生和计划生育委员会也印发了关于医疗机构开展居家医疗服务有关事宜的通知，并强调鼓励基层医疗卫生机构结合分级诊疗和医养结合等工作的要求，以家庭病床、巡诊等方式，为慢性病、老年病等患者提供医疗服务；鼓励各医疗机构根据本机构的服务定位和患者的需求，以家庭病床、巡诊等方式开展医疗服务。2016 年，北京出台《关于贯彻落实〈北京市居家养老服务条例〉的实施意见》，准备将居家医疗护理服务逐步纳入医保；上海、广东、福建、江苏、浙江、山东等地的部分地区也曾出台居家上门医疗的相关指导和政策。2018 年，浙江省台州市出台的《台州市基本医疗保险居家医疗护理管理办法》指出，全市基本医疗保险参保人员中符合申请标准的，居家医疗护理也能享受医保待遇。2019 年 11 月，国家卫生健康委员会老龄健康司指出，上门医疗服务，特别是家庭病床等，是老年人需求当中排在前三位的，上门服务的收费、风险、规范等问题正在逐步解决。2020 年，广东省出台《广东省老年人居家医疗健康服务工作指引》，对居家医疗健康服务进行了一定的规范指导。另一部分则是由市场主导的，如通过企业、平台形式开展的上门护理、送药、问诊等服务，如滴滴医生、滴滴护士、医护到家等，但其在兴起的同时，部分平台也广受质疑，甚至被叫停。

表 2-12 部分居家医疗相关政策规范

时间（年）	政策规范	主要内容
2010	上海市《家庭病床服务规范》（DB31/T487—2010）	家庭病床定义、收治范围、服务项目、供方资质要求、建撤床流程、医疗安全、病历规范等
2016	《国家卫生计生委关于开展居家上门医疗服务有关问题的批复》（国卫医函〔2016〕179 号）	医疗机构以家庭病床、巡诊等方式开展的医疗服务，属于合法执业行为
2018	《关于印发〈台州市基本医疗保险居家医疗护理管理办法〉的通知》（台人社发〔2018〕38 号）	居家医疗护理适用对象、供方资质、服务内容、办理条件、申请流程、收费与医保报销标准
2019	《关于印发〈上海市家庭病床服务办法〉的通知》（沪卫规〔2019〕号）	家庭病床服务原则、服务对象、服务内容、供方资质要求、建撤床流程、医疗安全管理、病历规范等

续表

时间（年）	政策规范	主要内容
2020	《广东省卫生健康委 广东省民政厅关于印发广东省老年人居家医疗健康服务工作指引的通知》（粤卫老龄函〔2020〕2号）	老年人居家医疗健康服务定义、服务对象、供方资质要求、服务内容要求、监督、安全管理、收费与补贴
2021	《市卫生健康委关于印发2021年推进社区老年健康服务和对失能半失能老年人提供入户医疗护理服务工作方案的通知》（津卫基层〔2021〕85号）	社区老年健康服务总体要求、服务对象、服务内容、实施步骤、保障措施

（四）居家医疗的服务主体

1. 医疗机构 已执业登记取得《医疗机构执业许可证》，具有与所开展居家医疗服务相应的诊疗科目并已具备家庭病床、巡诊等服务方式的医疗机构，重点是二级及以下医院、基层医疗卫生机构、护理院及延伸护理机构等。

2. 医务人员 符合条件的医疗机构按照有关规定派出注册或执业在本机构的医师、护士、康复治疗专业技术人员及药学专业技术人员等医务人员上门提供居家医疗服务。上述人员应当经所在医疗机构同意方可提供居家医疗服务。其中，医师应当具备与所提供居家医疗服务相符合的执业类别和执业范围，同时至少具备3年独立临床工作经验；护士应当至少具备5年临床护理工作经验和护师及以上技术职称；康复治疗专业技术人员应当至少具备3年临床康复治疗工作经验和技师及以上技术职称；药学专业技术人员应当取得药师及以上技术职称。

（五）居家医疗的服务对象

居家医疗的服务对象包括但不限于以下几类。

（1）慢性病患者：有高血压、糖尿病、心脏病、慢性阻塞性肺疾病等慢性病的患者，需要长期监测和治疗，居家医疗可以提供更为便捷的服务，避免频繁到医院就诊。

（2）康复患者：有运动损伤、脑卒中等需要康复的患者，居家医疗可以提供更为个性化的康复计划，并通过远程监测和康复指导帮助患者更快地康复。

（3）老年人：多数老年人有长期的疾病，同时也面临着出行不便等问题，居家医疗可以为他们提供更加方便的医疗服务。

（4）留守儿童和残障人士：由于各种原因，留守儿童和残障人士可能无法到医院就诊，居家医疗可以为他们提供医疗服务。

（5）孕妇和产妇：孕妇和产妇在妊娠和分娩期间需要更为密切的关注，居家医疗可以提供更为方便的医疗服务，确保他们的身体状况得到及时监测和治疗。

（六）居家医疗的服务内容

居家医疗的服务内容与服务对象息息相关，服务内容的具体形式和内容会根据患者的疾病状况和需求而有所不同，服务团队通常会与患者和家属合作，提供个性化的服务计划，具体包括以下内容。

（1）诊疗用药服务：包括健康评估、体格检查、药物治疗、诊疗操作、用药指导等。

（2）医疗护理服务：包括患者身体检查、药物管理、注射和静脉输液、伤口护理、疾病管理和健康监测等。

（3）康复治疗服务：包括康复评估、康复训练、言语疗法、物理治疗和职业治疗等。

（4）心理健康服务：包括心理评估、咨询和治疗，针对患者的心理疾病、情绪问题和心理困扰等提供支持。

（5）营养咨询服务：针对患者的营养状况、疾病状态和个人喜好提供个性化的营养指导。

（6）社交支持服务：居家医疗的患者通常需要社交支持，如陪伴、聊天、参加社区活动等。

（7）医疗设备和技术支持：居家医疗的患者可能需要使用医疗设备和技术，如呼吸机、输液器、心电图机等，提供设备和技术支持是居家医疗的重要内容之一。

（8）安宁疗护服务：包括症状控制、舒适照护、心理支持和人文关怀等。

（9）中医服务：包括中医辨证论治、中医技术、健康指导等。

（七）居家医疗的服务方式

居家医疗的服务方式包括以下几种。

（1）远程医疗服务：通过电话、视频或其他远程技术，医生或医疗保健专业人员可以在不同地点与患者进行会诊、监测和治疗。远程医疗服务可以提高医疗服务的可及性和效率，减轻医疗机构的负担，也可以为患者提供更加方便的医疗服务。

（2）家庭护理服务：由专业的医疗保健人员为患者提供居家护理服务，包括输液、伤口换药、康复训练、心理支持等，可以帮助患者更好地恢复健康，提高生活质量。

（3）家庭病床服务：可提供医疗设备、药品和护理服务，使得患者可以在家中接受医疗治疗，避免因长期住院带来的经济和心理压力，提高生活质量。

（4）社区医疗服务：可将医疗资源下沉到社区，为居民提供基本的医疗服务和健康管理，包括预防保健、健康教育等，可以提高社区居民的健康水平，降低医疗费用。

（5）其他定制化服务：居家医疗的服务还可以根据患者的具体情况定制，包括定期体检、药品配送、营养咨询等，以满足不同患者的需求。

我国居家医疗的模式、医疗服务内容和特征见表2-13。

表2-13 我国居家医疗的模式、医疗服务内容和特征

模式	医疗服务内容	特征
基层医疗机构	提供常见病及慢性病的诊治、健康教育、预防接种等服务	基础服务单位，服务对象广泛，诊疗便捷，医疗费用相对较低
家庭医生签约服务	提供个性化、连续性医疗服务，包括健康管理、疾病预防等	通过签约家庭医生，实现医患长期稳定的关系，提高医疗服务的质量和效果
远程医疗服务	利用互联网技术和远程医疗设备，实现医生与患者之间的远程诊疗和健康咨询	解决偏远地区医疗资源匮乏的问题，扩大医疗服务的覆盖范围、提高便捷性
家庭医生团队	家庭医生、护士、社区卫生服务人员等共同为居民提供全方位的医疗服务	强化基层医疗服务，提升医疗服务的整体水平，满足居民多样化的健康需求
智慧健康管理	建立健康档案、健康管理平台等，实现对居民健康状况的监测、评估和管理	结合信息技术，促进居家医疗服务的个性化和精准化，提高医疗资源的利用效率

（八）搭建居家医疗服务体系

在日本，构建区域性综合医护体系的目标是无论老年人居住在何地，周边步行30分钟内的日常生活圈中，可一年365天全天候地享受包括医疗和日常照护在内的各种社会服务及生活上的帮助，保障其身体健康、生活安稳无忧，且已在名古屋市、熊本市、东京都新宿区等多个地区进行了居家医疗照护一体化体系的实践。目前，在我国搭建居家医疗服务体系包括团队、需求评估和服务内容、整合性平台及民政医政资源整合四大模块。

（1）团队：居家医疗服务需要团队，居家医疗服务团队不一定是由有特定职称或专业执照的人员所组成的团队，而是由具备这些特定专业能力的"人员"所组成的团队。在发展居家医疗的国家或地区，居家医疗服务团队多由医生或执业护士作为决策者，依照其服务对象的需求而加入物理治疗师（physical therapist，PT）、作业治疗师（occupational therapist，OT）、语言治疗师（linguistic therapist，LT）、心理咨询师（psychologist consultant）、社会工作者（social worker，SW）及其他非医疗专业的照护者，如看护、养老服务人员。表2-14为常见居家医疗团队成员工作内容及需要处理的问题，针对现有人员进行有需求的培训可能是更为实际的选择，也可能是更为经济的选择，需要强调的是居家医疗上门服务不是单一项目，如只提供物理治疗或只提供心理咨询，而是根据患者需求，提供复合型的居家医疗上门服务。

（2）需求评估和服务内容：居家医疗服务指的是一种综合性医疗模式，是针对老弱失能患者进行老年综合评估（comprehensive geriatric assessment，CGA），针对评估结果找出照护的需求、患者及其家属所需要的医疗及照护种类和强度，其中包括和医疗直接相关的需求及和医疗间接相关的需求，并整合所处社区及邻近医疗机构多职能的医疗及照护资源来提供服务，最后制订服务内容。

（3）整合性平台：既然强调多职能之间的协调服务，社会学中的个案管理或照护管理逐渐成为居家医疗管理体系的主流，这在实践中指的便是一套基于个案管理/照护管理理念而设计的整合性长期照护平台。这个平台往往也结合了电子病历系统，能记录照护管理计划的内容，并且能促进各职能之间的沟通和协调。最重要的是这个平台需要标准化医疗服务（standardization of medical services，SMS），确保居家医疗服务能够满足循证医学的要求并监控服务质量，同时兼顾工作效率。

（4）民政医政资源整合：从给付来看，在我国的现有体制中，并不存在某一方法来指导全国的居家医疗给付，目前的长期护理保险也仍然处于试点阶段，其费用大多从试点所在地的医保支出大部分，小部分由长期护理保险的参保人支出，并且给付的服务限于护理服务，医疗服务（体格检查、问诊、实验室检查及其他特殊检查）绝大部分不接受给付。

表2-14 常见的居家医疗团队成员工作内容及需要处理的问题

职能	工作内容	需要专业能力处理的问题
医师	整体评估、医疗诊断及治疗、开具药物处方、判断预后、医疗处置、领导团队、教育团队、与其他医师联系	多重用药、多重疾病、日常生活活动能力退化、认知功能改变、抑郁症、营养不良、压力性损伤、照护的追踪
护理人员	评估患者功能、发展护理照护计划、追踪照护成效、提供健康维持与促进建议、给予病患及家属支持、教育病患照护者及团队成员、协调出院准备计划	活动功能、跌倒、压力性损伤及危险因素的评估、尿失禁、行为问题、缓和疗护、家属或照护者资源、健康教育（治疗、疾病预防或健康促进、药物等）、医疗照护配合

续表

职能	工作内容	需要专业能力处理的问题
社会工作者	病患资源的使用状况和需求建议、病患照护财务计划、补助个案管理、出院转介的评估与建议、居家照护康复护理院和社区机构的联系咨询及资源的提供	评估高危患者（认知功能障碍、抑郁症、独居、缺乏支持、住院频繁等）、照护经费缺乏、病患与照护者的关系、照护整合、缓和疗护、怀疑患者被疏于照护或受虐教育
物理治疗师	评估行动能力（如移位、步态）、下肢活动的评估及训练（范围、强度及协调）、衰弱部位的运动训练、评估行动所需辅具及支架的需求、对于因姿势或肌肉不协调所造成疼痛的改善、健康教育（患者、照护者/团队）	步态不稳、衰弱、平衡问题、跌倒、直立性低血压、行动安全建议、辅具建议、因急慢性问题所造成活动功能的衰退和所需的辅具教育、因活动力不佳所需的运动建议、出院后安置的建议
作业治疗师	评估自我照护能力（日常生活活动能力）、上肢活动的评估及训练（范围、强度及耐力）、细微动作的协调性、评估日常生活辅具使用的必要性、居家环境评估与建议、健康教育（患者、照护者/团队）	自我照护功能障碍、自我照护过程安全性堪忧、认知功能障碍、自我照护能力受限但缺乏协助者、因急慢性问题所需的辅具教育、居家环境障碍及安全问题
营养师	营养评估、评估饮食的适当性、健康教育（患者、照护者/团队）	食欲不佳、近期体重减轻10%以上、血清蛋白质值低于28g/L、肠内营养、饮食建议、营养补充品建议、饮食营养教育
语言治疗师	评估吞咽问题、评估语言障碍	吞咽困难、沟通障碍

（九）居家医疗的注意事项

（1）在提供居家医疗服务时，应有具备完全民事行为能力的患者家属或照护人员在场。

（2）居家医疗服务需要能整合资源的医疗团队提供整合性服务，需要多学科医疗成员参与、协调提供服务。

（3）医护人员需从医疗机构中固有的医疗思维转变为以人为核心的照护思维，在居家的场景中，医疗护理的目标往往不再是治愈疾病，而是以如何提供照护为主。

（4）开展首诊和评估：医疗机构在提供居家医疗服务前应当对申请者进行首诊，结合本单位医疗服务能力，对其疾病情况、身心状况、健康需求等进行全面评估。经评估认为可以提供居家医疗服务的，可派出本机构具备相应资质和技术能力的医务人员提供相关医疗服务。

（5）完善服务规范流程：开展居家医疗服务的医疗机构要按照有关要求和国家印发的有关疾病诊疗、医疗护理、康复治疗、药学服务、安宁疗护等的实践指南和技术规范，结合实际建立和完善居家医疗服务规范、技术指南和工作流程等。

（6）加强医务人员培训：要加强对提供居家医疗服务医务人员的培训，注重管理制度、服务规范流程、专业知识和技能等的培训。结合实际工作需要，定期组织开展培训，不断提高医务人员居家医疗服务能力。

（7）规范医疗服务行为：医务人员在提供居家医疗服务的过程中，应当严格遵守有关法律法规、部门规章、职业道德、服务规范指南和技术操作标准，规范服务行为，切实保障医疗质量和安全。服务过程中产生的数据资料应当留痕，可查询、可追溯，满足行业监管需求。

（8）健全管理制度：卫生健康行政部门和开展居家医疗服务的医疗机构要按照要求制定并落实居家医疗服务的各项管理制度，如诊疗服务管理制度、护理管理制度、医疗质量安全管理制度、医疗风险防范制度、医学文书书写管理制度、医疗废物处置制度、医疗纠纷和风险防范制度、突发应急处置预案等。

（9）明确相关责任：开展居家医疗服务的医疗机构应当与服务对象签订协议，并在协议中告知患者服务内容、形式、流程、双方责任和权利，以及可能出现的风险等，签订知情同意书。发生医疗纠纷时，按照有关法律法规处理。医患双方按照有关规定可通过自愿协商、行政调解或向人民法院提起诉讼等途径解决。

（10）积极防控风险：卫生健康行政部门和开展居家医疗服务的医疗机构要采取有效措施积极防控和有效应对风险，如对服务对象进行认真评估，对其身份信息、病历资料、家庭签约协议、健康档案等资料进行核验；提供居家医疗服务时，要求应有具备完全民事行为能力的患者家属或看护人员在场。对提供居家医疗服务的医务人员加强培训，并对其资质、服务范围和项目内容提出要求；对居家医疗服务项目的适宜性进行评估，严格项目范围；为医务人员提供手机 App 定位追踪系统，配置工作记录仪，配备一键报警、延时预警等装置；购买医疗责任险、人身意外伤害险等，切实保障医患双方安全。

（11）加强信息化技术支撑：要充分借助云计算、大数据、物联网、智慧医疗、移动互联网等信息化技术，创新居家医疗服务模式，优化服务流程，实现服务行为全程追踪，为发展居家医疗服务提供技术支撑，实现"信息多跑路、患者少跑腿"。依托全民健康信息平台加强区域医疗服务监管信息平台建设，逐步将居家医疗服务信息纳入统一监管，对辖区内开展居家医疗服务的人员、行为、评价等情况进行监管。

二、访视护理的必要知识

（一）访视护理的相关概念

访视护理是指向居家患者提供包含系统的、连续的、专业的健康照护服务，从而可以使社区中有疾病的个人，即出院后的患者，或长期疗养的慢性病患者、残障人、精神病患者等能享受专业的医疗护理服务。

访视护理是支持居家医疗运作的重要角色，也是最典型的服务项目。一些患者在达到临床路径的出院标准后尚需延续性康复和护理，以促进疗效，提高生活质量。而访视护理是对住院患者出院后的延续性护理，由于其具有良好的成本效益，已成为许多发达国家的基本卫生政策。

（二）访视护理的发展

日本于 2012 年确立以学区为单位，建立"社区整合照护体系"，其中配套之一为创设"定期巡回、随时访问的居家治疗与护理服务"，结合居家治疗与居家护理的整合式服务，实现长期医疗护理一体化介入。2014 年，日本创设"功能强化型居家护理所"，每个护理所配置 7 位护理人员，提供 24 小时上门服务。

在我国，三级医院出院患者访视护理模式旨在通过居家护士或者社区护士提供延续性护理服务，从而使住院患者在病情稳定后可以及时出院，缩短无效住院时间，降低医疗费用。因此，可以认为访视护理服务是一种在家中把医疗属性的康复保健和养老属性的生活照料融为一体的新型护理模式，也是医养融合背景下最适合我国国情的一种居家健康养老方式。

（三）出院患者访视护理的类型

基本照护模式（integrated primary care model，IPCM）是以专业照护团队为核心的模式，由全科医师、护士、治疗师、非专业照护人员整合而成；团队照护模式（the care teams model，TCTM）由注册护士、执照护士与助理护士共同构建；居家照护模式（the care home model，TCHM）以长期照护专业计划为核心，针对出院后患者拟定长期健康照护计划。此外，还有针对老年人的持续性的跨学科病例讨论模式（model of multidisciplinary case conferencing，MMCC），以老年人的特殊需要为核心的基本照护模式（new model of primary care，NMPC）、以正念为基础的老年人护理模式（mindfulness-based elder care：ACAM model）。

（四）出院患者访视护理的服务内容

国外访视护理发展完善，内容涉及生理、心理和社会方面的护理。最常用的访视护理内容为药物管理、心理应对能力干预和活动疗法。波兰访视护理内容包括发现和评估家庭、个体和社区的健康需求；健康促进和防治方面的服务；对服务对象进行健康教育服务；技术性护理服务，如采集血液标本等；协助诊断、治疗和促进服务对象康复服务；协调医疗机构、社会机构，使资源得到有效配置。

出院患者访视护理的服务内容具体包括以下方面。

（1）定期观察患者病情：访视护士定期探访患者，检查患者的病情和康复进程，询问患者是否有不适，以及是否有新的症状出现，如发热、恶心、呕吐、头痛等。

（2）检查疗效：访视护士检查患者是否按照医嘱进行治疗及治疗效果如何。如果患者存在不良反应或者疗效不佳，访视护士应及时向医生汇报，以便调整治疗方案。

（3）指导康复训练：访视护士为患者提供康复训练指导，帮助患者恢复体能和日常生活活动能力，包括如何进行理疗、按摩、运动和饮食等。

（4）药品管理：访视护士检查患者的药品使用情况，并提供药品管理方案，教育患者如何正确服药，以及如何储存和管理药品。

（5）情绪支持：出院患者通常需要面对身体和心理的双重压力。访视护士应提供情绪支持和心理疏导，帮助患者减轻焦虑和抑郁情绪等。

（6）与医生协作：访视护士应与医生保持沟通，及时反馈患者的病情和康复情况，协助医生为患者提供必要的诊疗服务。

（五）我国开展访视护理服务的主要方式

1. 社区卫生服务中心　社区卫生服务中心是城市社区卫生服务网络的主要组成部分，为患者访视护理提供了服务平台。

2. 医院延续性护理服务

（1）开设专科护士门诊：专科护士门诊多数可提供糖尿病、高血压、伤口造口、静脉治疗等专科护理指导。较少数医院的护士门诊提供出院咨询，如华中科技大学同济医学院附属同济医院开设免费护士专家门诊，开通热线电话，为出院后的患者提供咨询服务，并进行饮食、运动、药物及疾病相关知识的指导。

（2）建立出院患者延续护理服务中心：通过成立出院患者服务中心，对出院患者进行家访及电话随访，服务内容包括产妇及新生儿护理指导、慢性病护理、临终关怀，并提供护理技术服务及康复指导，如南方医科大学珠江医院和暨南大学附属第一医院成立了"出院患者延续护理服务中心"。

（3）开通护理网站：护患通过网络等手段的交流，更能相互了解，一些医院开通延续性护理网站作为医护人员与患者交流的平台，进行健康宣教等活动，并建立了一些相关规章制度及收费标准等。

（4）发放出院护理指导卡：医院在患者出院时发放出院护理指导卡，卡中的指导内容包括服药、饮食、运动、功能锻炼、并发症的预防与观察、复诊时间等，对个别患者发放特异性的健康宣教册。

（六）访视护理服务需求等级评估工具

国外的等级评估工具主要根据患者的健康状态和（或）其医疗护理活动，对其居家医疗护理服务需求进行量化，用于指导专业的医疗护理服务及非专业的生活照料服务。20世纪60年代，首个应用于急诊环境的需求等级评估工具问世，由于该工具对护理需求的等级量化能预测护理资源配置及控制成本，被推广至康复等领域使用。20世纪80年代，为了提升居家医疗护理服务管理水平，满足社区居民多元健康需求，缓解供需失衡的问题，学者们陆续研发了多种居家医疗护理服务需求等级评估工具，分别为 Easley-Storfjell 患者分类工具（Easley-Storfjell Patient Classification Instrument，ESPCI）、家庭保健患者分类系统（Home-based Health Patient Classification System，HHPCS）、社区保健强度评定量表（Community Health Intensity Rating Scale，CHIRS）、地段护理依赖评估工具（District Nursing Dependency Tool，DNDT）、社区患者需求分类系统（Community Client Need Classification System，CCNCS）、芬兰奥卢地区患者分类工具（Oulu Patient Classification Instrument，OPCI）。国外各居家医疗护理服务需求等级评估工具的评估内容和评判标准见表2-15。

表2-15 国外居家医疗护理服务需求等级评估工具

工具名称		评估内容和评判标准
ESPCI	评估内容	临床判断/评估；教学/教育需要；生理护理；心理社会护理；多机构协作；健康问题的数量及严重程度
	指标等级	以"教学/教育需要"为例，4级评判 1.低度需求：需要基本的健康教育 2.中度需求：需要常见健康问题的指导 3.高度需求：需要与疾病、并发症相关的和（或）更全面的健康监测指导 4.极高度需求：学习困难，需要罕见健康问题的相关指导或教学
	评判标准	1级为低度需求；2级为中度需求；3级为高度需求；4级为极高度需求

续表

工具名称		评估内容和评判标准
HHPCS	评估内容	1.直接护理时间：对综合护理活动如评估、指导和治疗等45项11个类别，以及患者的功能状态进行评估 2.间接护理时间：与护理活动有关的家庭外其他活动，如计划、电话随访等
	评判标准	护理活动时长＜30分钟为1级；30～45分钟为2级；46～60分钟为3级；61～90分钟为4级；＞90分钟为5级
CHIRS	评估内容	1.环境领域：经济、家庭安全 2.心理社会领域：社区网络、家庭系统、情绪反应、个人成长与发展 3.生理领域：感知、生殖、消化排泄功能 4.健康行为领域：个人习惯及健康管理
	评判标准	0～15分为低度需求；16～30分为中度需求；31～45分为高度需求；46～60分为极高度需求
DNDT	评估内容	1.护理项目的服务时间：0～15分钟的项目如胰岛素注射等；16～30分钟的项目如敷料更换等；31～45分钟的项目如双侧小腿溃疡护理等；46～60分钟的项目如4层外伤包扎等；61～90分钟的项目如临终护理等；91～120分钟的项目指复杂的综合性护理；121～180分钟的项目如静脉输液治疗等 2.访视频次及赋分：一次性访视，0分；半年1次，0.18分；3个月1次，0.33分；1～2个月1次或3周1次，1分；2周1次，2分；1周1次，4分，每周每增加1次加4分；每天1次，30分，每天每增加1次，加30分
	评判标准和服务内容	＞120分为4级，采取长期/姑息治疗，居家持续治疗患者，如截瘫/四肢瘫痪、多发性硬化症等；91～120分为3级，采取康复护理，如心血管意外、重大手术、重大创伤后康复等；31～90分为2级，开处方/采取必要的治疗和技术流程，如换敷料、置管/管路维护、静脉穿刺等；0～30分为1级，采取教育/支持的方式，提供教学和支持性服务，如患者/照护者的健康教育等
CCNCS	评估内容	护理评估、生理护理需求、健康指导/促进、照护者与家庭支持、心理社会支持、环境因素、个案/护理管理；路程时间
	指标等级	以"心理社会需求"为例，5级评判 1级：功能状态和财务状况良好，仅需监测 2级：仅需少量情感和心理支持，除长期或灾难性事件外，有足够资金 3级：比常规多的情感和心理支持，有经济状况担忧，需要大量支持等 4级：需要广泛的心理支持，患者或家人频繁出现焦虑等，经济状况不佳等 5级：家人与社区疏离，患者物质滥用且影响生活，不能自理，家人拒绝照护，经济困难等
	评判标准	0～7分为1级；8～14分为2级；15～21分为3级；22～28分为4级；29～40分为5级
OPCI	评估内容	护理计划和协调；呼吸、血液循环和疾病症状；营养与药物；个人卫生和分泌物；活动、睡眠与休息；护理指导/随访护理与情感支持
	评判标准	低度需求6～8分；中度需求9～12分；较高度需求13～15分；高度需求16～19分；极高度需求（需重症监护）20～24分

国内包家明等于2005年研究发布了居家患者护理需求评估量表，该量表纳入年龄、家庭照护、伴随症状、药疗、认知与活动、感觉、遵医行为、家庭外资源等共13个指标，每个指标按其程度赋值，最低0分，最高4分，计算各指标分之和，50分以上为高度需求，40分以上为中度需求，30分以上为低度需求。回顾文献发现该量表在国内较早出现，且操作简单容易实施，但尚未见有关其编制、信效度检验及应用的报道。

近年来，在居家医疗护理服务需求日益增加的背景下，为促进居家医疗护理服务的广泛开展，国家卫生健康委员会出台了《关于开展老年护理需求评估和规范服务工作的通知》，且发布了《老年人能力评估标准表（试用）》和《老年综合征罹患情况（试行）》，要求可参照上述工具对老年人日常生活活动能力、精神状态与社会参与能力、感知觉与沟通能力及其常见老年健康问题进行评估，以此评判老年人的功能状态并确定其护理需求等级，即能力完好无需护理（0级），轻度失能给予1级护理，中度失能给予2级护理，重度失能给予3级护理，极重度失能给予4级护理。该工具内部一致性Cronbach's α为0.964，I-CVI均高于0.80。

部分省市根据自身情况出台了相应的老年人服务需求等级评估要求，如青岛人力资源和社会保障局印发的《青岛市长期照护需求等级评估表》，通过评估老年人生活自理、精神状态、感知觉与沟通及社会参与功能共29项指标，将其功能状态从完好到重度失能分为5级，据此确定其服务需求。该工具适用于提供长期照护的医疗机构，如养老院、社区卫生服务机构、医养结合机构等。上海市通过对高龄老人的生活自理能力（25条）、认知功能（4条）、辅助工具（如眼镜、轮椅、尿垫、留置管等），以及常见慢性病（如高血压、糖尿病、脑卒中等16类）进行评估，将其功能划分为正常和轻、中、重度失能4级，要求对轻、中、重度失能老人分别提供每周上门服务3、5、7次，且费用纳入城镇职工医疗保险中支付。该工具适用于社区卫生服务中心和医疗养老机构。

附1 出院计划风险筛查

附表 2-1 老年患者出院计划风险筛查指标

	指标	标准化得分
高风险	□ 肢体瘫痪，离床活动能力受限	
	□ 意识障碍或重度痴呆	
	□ 使用呼吸机	
	□ 缺乏照护支持[①]	
中度风险	□ 携带管路	
	□ 预测出院后需要继续医疗处置[②]	
	□ 年龄≥75岁	
	□ 诊断为特定疾病[③]	
轻度风险	□ 大/小便失禁	
	□ 反复入院[④]	
	□ 独居	
	□ 长期用药	
总分		

①包括人力资源照护（照护知识、技能、时间）、物质资源支持（资金、设施、环境）、社区老年人护理照护支持、医疗保健支持等缺乏。

②医疗处置：包括压疮处理、管路护理、造口护理、血液透析、静脉治疗、注射治疗等。

③特定疾病包括但不限于恶性肿瘤、重度阿尔茨海默病、精神疾病、呼吸功能不全、心功能不全、慢性病急性发作或伴并发症等。

④反复入院：18个月内因相同疾病或相关疾病非计划性入院≥3次。

附表 2-2　老年患者出院计划风险筛查评分标准

项目	标准化得分			
	5	4	3	0
1.肢体瘫痪，离床活动能力受限	肢体完全瘫痪，已经或将要长期丧失离床活动能力，不能自行翻身、坐起	肢体部分瘫痪，大部分时间卧床，但是能够自行翻身、坐起	肢体自主活动障碍，可经人帮助或使用辅助器具进行离床活动	否
2.意识障碍或重度痴呆	患者意识完全丧失、活动丧失，无法感知外界刺激与自身情况，完全依赖他人照料	在时间、空间、人的定向上存在明显的障碍，思维缺乏连贯性，所答非所问，记忆严重丧失，情感表现极为淡漠，极依赖他人照料	只能回答简单的问题，回答问题不连贯，定向力较差，不能作出判断，大部分时间仅能在卧室活动	否
3.使用呼吸机	持续气管切开/气管插管	尝试撤机	成功撤机或使用无创呼吸机	否
4.缺乏照护支持	家庭照护功能缺失、物质资源缺乏、无社区照护资源	照护困难，对社会资源、医疗资源、人力、物力需求较大，需要长期支援	照护者对照护知识/操作技术掌握程度差，需要健康指导或短期替代照护者	满足照护需求

项目	标准化得分			
	4	3	2	0
5.携带管路	>3 条	>2 条	1～2 条	无
6.预测出院后需要继续医疗处置	高危管路护理	造口/压疮护理/透析/中危管路护理	静脉治疗/药物注射/低危管路护理	无
7.年龄≥75 岁	>85 岁	80～85 岁	75～79 岁	<75 岁
8.诊断为特定疾病	多发伤、外科大手术后、重度烧伤、恶性肿瘤晚期	心、肺、肝、肾功能严重不全，活动能力低下、慢性病急性发作	外伤、术后、慢性病或恶性肿瘤稳定期、康复期	无

项目	标准化得分			
	3	2	1	0
9.大/小便失禁	经常	有时	偶尔	无
10.反复入院	6 个月内入院超过 3 次	12 个月内入院超过 3 次	18 个月内入院超过 3 次	否
11.独居	独居且长期（3 个月以上），无照护者	独居，有固定照护者（至少 1～2 个月 1 次）	独居，有固定照护者（至少 1～2 周 1 次）	非独居
12.长期用药	用药种类>6 种	用药种类 4～6 种	用药种类 1～3 种	否

撤机拔管指征：①原发病已基本痊愈或受到控制，病情稳定，营养状态及肌力良好。②神志清楚或已恢复到机械通气前的状态，肺部感染得到控制。③自主呼吸增强，吸痰时暂时断开呼吸机，患者无明显的呼吸困难，降低机械通气量患者能自主代偿。④撤机前已停用镇静药物。⑤血气分析在一定时间内稳定，血红蛋白维持在 100g/L 以上。⑥酸碱失衡得到纠正，水、电解质平衡。⑦呼吸频率<25～30 次/分、通气量<10L/min、潮气量>5ml/kg、停机吸氧、吸入氧浓度<40%。

附表 2-3　慢性阻塞性肺疾病患者出院准备高危人群风险筛查表

姓名：	性别：	年龄：	床号：	住院号：	入院时间：
生活因素	独居：□是　□否	使用生物燃料取暖或职业接触粉尘：□是　□否		吸烟或戒烟≤2 年：□否　□是（吸烟＿＿年，＿＿包/天）	
生理因素	年龄>75 岁：□是　□否	BMI 异常（≤18.5kg/m² 或≥24.9 kg/m²）：□是　□否		贫血：□是　□否	低蛋白血症：□是　□否

续表

生理因素	日常生活活动能力评分<60分：□是 □否	意识障碍：（□嗜睡 □意识模糊 □昏睡 □昏迷）：□是 □否	
治疗因素	住院期间有ICU入住史：□是 □否	住院期间进行无创通气：□是 □否	住院期间进行有创通气：□是 □否
	需要进行家庭氧疗：□是 □否	长期用药种类>3种：□是 □否	
	出院后需要进行进一步的医疗处置：□是 （□压力性损伤的处理 □气管切开的护理 □辅助排痰或吸痰）□否		
疾病因素	改良版英国医学研究委员会呼吸困难量表(mMRC)分级≥2级：□是 □否	近一年发生≥2次急性加重史者，或近一年因急性加重住院1次：□是 □否	
	伴有一种或一种以上其他疾病（□慢性肾脏疾病 □心血管疾病 □血脂代谢异常 □脑血管疾病 □高血压 □糖尿病 □其他疾病____）：□是 □否		

附2 出院计划需求评估

附表2-4 慢性心力衰竭（CHF）患者出院需求评估单

编号：_____ 姓名：_____ 住院号：_____ 填表日期：_____

您出院后将要去往：□家庭 □社区 □养老院 □其他（注明）：_____

出院后的主要照顾者：□本人 □配偶 □子女 □第3代子女 □护工 □其他

目前最想解决的问题：

请在入院48小时内完成患者的评估

	项目	是	否	备注
健康教育需求	安全用药指导			
	活动与休息指导			
	饮食指导			
	康复训练指导			
	病情监测指导			
	疾病知识指导			
	医疗器械使用指导			
	氧疗指导			
	其他指导			
医疗服务需求	日常生活辅助			□个人卫生 □日常活动 □辅助如厕 □其他
	环境安全评估与指导			
	心理咨询与护理			
	转诊或转介协助			
	连续护理			
其他需求	是否有获取健康知识的途径			□电视等媒体 □报刊 □亲友介绍 □健康教育讲座 □健康宣传手册
	家属是否承担照顾责任			
	健康知识是否充足			
	照顾者是否有照护能力			□很好 □好 □一般 □差
	照顾者是否具备充足知识			

附表 2-5 慢性阻塞性肺疾病患者出院准备患者需求评估表

评估内容		评分标准		
		不需要（1分）	需要一点（2分）	十分需要（3分）
预防指导	控制危险因素指导（吸烟、空气污染、感染等）			
	流感疫苗接种指导			
	戒烟指导			
	症状加重自我观察指导			
症状管理	呼吸困难指导			
	有效咳嗽咳痰指导			
	缓解水肿指导			
用药指导	吸入装置使用方法指导			
	激素类药物使用及注意事项指导（雾化吸入型布地奈德等）			
	祛痰类药物使用及注意事项指导（乙酰半胱氨酸等）			
康复锻炼	肺康复锻炼重要性认知指导			
	肺功能锻炼方法指导			
	制订肺康复锻炼计划指导			
	控制肺康复锻炼强度指导			
	家庭氧疗指导			
	使用无创呼吸机指导			
日常照护	日常生活照护指导			
	饮食搭配及禁忌指导			
	心理调适方法指导			
	应对睡眠障碍方法指导			
院外医疗护理支持	出院后续医疗资源的信息支持			
	辅助排痰或吸痰护理			
	气管切开护理			

附表 2-6 老年 COPD 患者出院准备服务需求评估量表

住院号： 床号： 姓名： 性别： 年龄： 入院时间：

	评估内容	完全不需要	不需要	可能需要	需要	十分需要
基础	慢性阻塞性肺疾病及其症状的介绍					
症状管理	应对呼吸困难					
	有效咳嗽咳痰					
药物使用	吸入性药物/装置使用方法					
	激素类药物使用及注意事项					
	祛痰类药物使用及注意事项					
肺康复	肺康复介绍					
	肺康复常用锻炼方法					
	制订肺康复锻炼计划					

续表

	评估内容	完全不需要	不需要	可能需要	需要	十分需要
体力活动	体力活动常用方式介绍					
	制订体力活动锻炼计划					
预防指导	急性加重的危险因素					
	流感疫苗接种和肺炎球菌疫苗接种					
	戒烟指导					
	识别急性加重					
日常照护	饮食指导					
	心理干预					
	睡眠干预					
院外支持	长期家庭氧疗					
	使用无创呼吸机					
	出院后相关信息支持					

其他（请于下方填写您的需求，或告知您的责任护士）

附表 2-7 肺移植受者出院照顾需求评估

姓名： 床号： 病案号：

	条目	需要	不需要	无所谓
（一）信息需求				
用药	1.指导您区分所服用的各类药物			
	2.告诉您所服用药物的服用方法及注意事项			
	3.告诉您不同药物的主要作用及副作用			
	4.告诉您定期监测血药浓度的原因			
并发症	5.告诉您移植后排斥反应发生的原因			
	6.告诉您排斥反应的识别及预防方法			
	7.告诉您肺移植后感染预防的重要性			
	8.告诉您出院后感染的识别和预防方法			
	9.告诉您肺移植其他常见并发症的预防方法			
饮食	10.告诉您出院后饮食的总体原则			
	11.告诉您肺移植后能吃和不能吃的食物			
康复	12.告诉您肺移植后康复运动的重要性			
	13.告诉您出院后如何进行康复运动			
	14.告诉您康复运动的注意事项			
日常生活	15.告诉您出院后进行自我监测的重要性			
	16.告诉您自我监测的时间及频率			
	17.告诉您移植后性生活/妊娠的注意事项			
复查	18.告诉您随访复查相关信息			

续表

条目	需要	不需要	无所谓
（二）生理需求			
1.告诉您识别不适症状征兆的方法			
2.告诉您感冒/发热时的应对方法			
3.帮助您应对咳嗽、咳痰、呼吸困难			
4.告诉您进食困难的解决策略			
5.帮助您缓解胃部不适			
6.帮助您缓解疼痛			
7.帮助您缓解肌肉无力			
8.帮助您改善睡眠障碍			
（三）心理情感需求			
1.告知您缓解负性情绪和压力的方法			
2.您希望能够保持积极心态			
3.在您心情不佳时能够得到理解和安慰			
（四）精神需求			
1.您希望能够实现未来梦想			
2.您想要回归正常生活			
3.您想要恢复社交生活和娱乐			
4.您想要去旅行			
（五）社会需求			
1.您想要获得来自移植专业人员的沟通和支持			
2.您想要得到家人的陪伴和监督			
3.您想要与移植病友分享经验、相互鼓励			
（六）资源需求			
1.医院能定期通过电话或微信回访并解答疑问			
2.医院能定期进行知识讲课或发放教育手册			
3.告诉您医院外可以利用的资源			

填表说明：肺移植受者从 ICU 回到病房后当天/出院时，由受者自己/主管护师进行评估。

主管护师：_____

评估日期：_____

附3 出院支持

附表2-8 普通病房住院90天以上患者出院支持情况报告（日本）

卫生、社会事务和福利局局长		盖章		就诊　年　月	
患者姓名		住院日期		年　月　日	
出生日期	年　月　日（　岁）	出院日期		年　月　日	
导致住院的损伤或疾病的名称		导致长期治疗的疾病名称		A.脑卒中后遗症　　B.痴呆 C.其他（　　　）	

续表

入院前状态（在所有符合的项目都标上"○"）	独居/有同居家庭成员（父母/配偶/子女/其他）/不同居但有家庭成员/其他（　　　　）	
治疗过程及治疗时间延长的原因		
日常进行的医疗行为及其他需要特别说明的病情等	A.吸痰 → 1 天（　）次 B.管饲 → 方法：胃瘘/鼻营养 C.中心静脉营养 D.气管切开或气管插管 E.压疮治疗 → 出血后的时间（　　　　）天 F.其他伤口处理 G.氧气管理 H.其他（　　　　　　）	
目前的医学状况	稳定/波动但大体稳定/波动大/完全不稳定 具体的内容：	
护理人员提供护理的状况	A.只需定时观察即可应对 B.除定时观察外，每天需要观察和处理一次至多次 C.需要经常观察和处理 D.需要 24 小时观察和治疗　　理由（　　　　　）	
主要承担出院援助的人员（所有符合的项目都标上"○"）	A.医生　B.出院援助专职医生　C.病房护理人员　D.专职出院支援的护理人员　E.社会福利工作者　　F.其他（　　　　　）	
	A.患者病情不稳定 B.医疗状况稳定可出院 a.出院日程已定，待出院状态 b.出院地点已定，出院日程未定 □因为正在协调家里的接收情况 □虽然已经决定由看护机构接收等，但日程未定 □其他（　　　　　　　　　） c.出院单位和出院日程都没有确定 □认为合适转院到其他医院但没有地方接收 □认为比较合适入住护理机构、福利机构等，但没有接收单位 □出院时介绍的护理/福利服务尚未到位 □不知道合适的出院地点 □患者/家属对未来就医的意愿尚未得到满足 □因个人和家属对未来医疗的意愿不一致 □其他（　　　　　　　　　）	
出院支持概述		出院后预计使用的社会福利服务等
预计出院地点	A.居家 B.收费疗养院、集体疗养院等机构 C.敬老院或老年残疾人机构等疗养机构 D.有疗养病床等的长期疗养型医疗机构 E.其他（　　　　　　　）	

附表 2-9 出院支持委员会会议记录（日本）

患者姓名：	
出生日期：　年　月　日　　　　　　　　　　　　　　　　委员会会议日期：　年　月　日	
病房（病室）	
疾病名称	
住院日期	
出院支援负责人姓名	
出席者	主治医师（　　　）、非主治医师（　　　　） 护理职员（　　　） 担当出院支援咨询员（　　　　） 本人（出席/缺席）、　家属（　　　　　）、关系（　　　　） 其他（　　　　　　　　　　）
难以出院的因素 （医疗因素）	1.精神症状 2.问题行为 3.ADL降低 4.IADL降低 5.身体并发症
难以出院的因素 （社会和环境因素）	1.家庭内部调整（　　　　　　　　　　　　　　　　） 2.接收单位难以确保（　　　　　　　　　　　　　　） 3.生活费难以确保（　　　　　　　　　　　　　　　） 4.自付费用增加（　　　　　　　　　　　　　　　　） 5.其他（　　　　　　　　　　　　　　　　　　　　）
与出院有关的问题等	
面向出院的目标设定、评价时期、支援概要	1.面向出院的目标设定 2.评价时期 3.支援概要
预计出院地点	1.家庭 2.残疾福利服务的入住机构（　　　　　　　　　　） 3.护理保险服务的入住机构（　　　　　　　　　　　） 4.其他（　　　　　　　　　　　　　　　　　　　　）
出院后预计使用的社会福利服务等	
出院后预计使用的社会福利服务人员	

附4　护士核心能力

附表 2-10 护士主导老年患者出院计划核心能力量表

填表说明：出院计划是一种由护士主导的延续性护理模式，通过医疗照护专业人员、患者及家属的共同合作，确保患者在出院后获得延续性照顾的护理过程。本量表主要用于评价护士主导老年患者出院计划核心能力。请您认真阅读每一个条目，并判断该陈述对您适用的程度或发生的频率，在最符合您的空格内标记"√"，谢谢您的合作！

序号	条目	完全具备	大部分具备	基本具备	大部分不具备	完全不具备
1	能够收集老年患者的社会人口学资料					
2	能够收集老年患者的家庭组成及主要照护者的相关资料（与患者的关系、联系方式等）					

续表

序号	条目	完全具备	大部分具备	基本具备	大部分不具备	完全不具备
3	能够对老年患者居室环境安全进行评估（室内灯光、卫生间布局、有无防滑设施等）					
4	能够对老年患者的疾病状况、进展和预后进行评估					
5	能够对老年患者的躯体功能、认知、精神心理等方面进行评估					
6	能够对老年患者的护理问题进行评估（跌倒、坠床、皮肤完整性受损等风险）					
7	能够对老年患者疾病治疗的理解程度及疾病知识的掌握情况进行评估					
8	能够对老年患者的自我护理能力及主要照护者的护理能力进行评估					
9	能够对老年患者是否需要出院计划做出初步判断					
10	能够和主治医生共同探讨老年患者需要出院计划的必要性					
11	能够了解并记录老年患者及家属对疾病治疗和院外生活的担忧及期望					
12	能够理解并记录老年患者及家属关于临终问题和居家照护的想法					
13	能够熟练地运用访谈法对老年患者及家属的出院需求进行评估					
14	能够在评估过程中运用语言和非语言的交际策略来应对老年患者潜在的感官、认知等方面的障碍					
15	能够以老年患者自理能力最大化作为出院计划的目标					
16	能够以老年患者和家属的需求为中心制订出院计划					
17	能够根据老年患者的疾病状况，制订个体化的随访方案（方式、内容、时间等）					
18	能够对老年患者及其家属担忧的问题进行协调或解决					
19	能够讨论制订老年患者病情加重或危急时刻的应急方案					
20	能够判断家用医疗器械及物品使用的必要性并提供获取途径					
21	能够讨论确定老年患者出院时的运送方式					
22	能够掌握老年患者居家附近可获得的社会资源（如就近可利用的社区卫生服务机构的位置、联系人、提供的服务内容等）					
23	能够在制订出院计划时充分考虑居家附近可获得的社会资源，并将其及时提供给老年患者及其家属					
24	能够向老年患者及其家属介绍医疗保险的报销方式和比例					
25	能够向老年患者及其家属介绍相关的医疗卫生优惠政策和照护资源					
26	能够向老年患者及其家属介绍并确认出院计划的内容					
27	能够向老年患者及其家属介绍出院后医院可以提供的服务内容					
28	能够维护老年患者及其家属在医疗决策方面的权利（签署出院计划的知情同意书等）					
29	能够协调多学科团队成员做好老年患者出院前的准备工作					
30	能够协助康复师对自理能力低下的老年患者及其家属进行康复指导					
31	能够配合医生和药剂师对老年患者及其家属进行药品管理的指导					
32	能够协助营养师根据老年患者的营养状况对其进行个体化的饮食指导					
33	能够协助医生确定老年患者的出院日期和复诊日期					
34	能够与社区医护人员协作，保证老年患者出院计划的顺利进行					
35	能够按照老年患者对健康知识需求的优先顺序，有计划地安排健康教育					
36	能够根据老年患者的理解情况，提供个体化的健康教育					

续表

序号	条目	完全具备	大部分具备	基本具备	大部分不具备	完全不具备
37	能够充分发挥老年患者的主观能动性，帮助制订改变其不良健康行为的方案					
38	能够对老年患者及其家属进行疾病管理方法和日常生活注意事项的指导					
39	能够对老年患者及其家属进行相关医疗器械和物品使用方法的指导					
40	能够指导老年患者及其家属识别病情危急的症状体征，并教会其基本急救措施					
41	能够为有跌倒、管路脱落和压疮等风险的老年患者提供护理方法的指导					
42	能够对老年患者及其家属进行心理护理，缓解其对院外生活的不安和焦虑					
43	能够与社区卫生服务中心和其他医疗机构协作，确保老年患者的顺利转介					
44	能够协调出院计划在社区卫生服务中心和其他医疗机构间的落实					
45	能够协调护理门诊，为老年患者提供复诊服务及护理专科指导					
46	能够在老年患者向下级医疗机构转介时，为其协调床位及其他资源					
47	能够为下级医疗服务中心提供技术指导和培训					
48	能够为老年患者提供多种形式的随访					
49	能够在每次家庭访视时对老年患者的康复情况进行评估					
50	能够根据老年患者的康复情况及时地调整出院计划					
51	能够及时地协调或解决随访时老年患者及其家属提出的问题					
52	能够及时准确地记录老年患者出院随访的进程					
53	能够根据家庭访视的结果对是否结束出院计划进行判断					
54	能够对老年患者出院后的康复情况及生活状况进行追踪评价					
55	能够对老年患者出院前后的心理状况进行评估					
56	能够对老年患者实施出院计划后的满意度进行调查，并对结果进行分析					
57	能够在出院计划结束后对整个过程进行评价分析					

第三章　出院计划实施的关键

第一节　出院计划流程

出院计划是由医护人员与患者及其照护者共同参与的一种集中性、协调性、整合性的照护过程。其以患者为中心，以患者需求为导向，强调从入院时即对患者进行风险筛查和需求评估，根据患者病情变化进行再评估和调整计划内容，并帮助有康复护理需求的出院患者衔接后续的照护服务，从而达到连续性医疗服务的目的。出院计划的执行过程中，首要步骤是尽早筛选判定有后续照护需求或有延迟出院风险因素的患者，将其列为"出院计划服务高危人群"，在出院前给予充足的支持，并在合适的时间、正确的地点、科学地提供一系列照护服务。因此，开展早期风险筛查是出院计划实施过程中的关键。

一、风险筛查的必要项目

随着出院计划服务在国内外的开展，为合理高效地利用医疗资源，需对具有复杂出院计划需求的患者进行风险筛查，各种风险筛查工具应运而生。使用风险筛查和分级工具的目的是确定特定人群出院后不良事件发生的风险和需要出院计划服务可能性的大小。在出院计划的制订过程中，系统地筛查出院计划服务高需求人群一直被认为是至关重要的第一步，医务人员只有顺利完成风险筛查才能保证下一步有效实施。目前，广泛应用的高危筛选项目主要包括：①年龄65岁或70岁以上；②独居或缺乏支持系统；③存在威胁生命的疾病；④因病情需要而改变生活形态者；⑤出院后需要病情监测者；⑥怀疑被虐待或被疏于照护；⑦从护理机构转入者；⑧多次住院或过去曾有安置问题者。相关的风险筛查和分级工具中必要筛查的项目以年龄、身体功能状态（ADL/IADL、行走、有无吞咽障碍/进食障碍等）、认知状况、自评健康状况、住院时间、入院次数、疾病诊断种类、服药种类和数量、管路情况、经济状况、社会支持情况、照护者照护能力、健康行为等常见。

研究者在证实筛查项目有效性的基础上，继续发展相关的评估工具。国内外常用评估工具如下：出院计划早期筛查表（Early Screen for Discharge Planning，ESDP）、Blaylock风险评估表（Blaylock Risk Assessment Screening Score，BRASS）、医院入院风险评估表（Hospital Admission Risk Profile，HARP）、入院筛查表（Screening Sheet at Admission，SSA）、高风险人群筛查表（High Risk Screening Form，HRSF）、老年患者出院计划风险筛查指标。有关以上评估工具的详细内容已在前面章节介绍，本部分仅对筛查项目做一整理，详见表3-1。

表 3-1 住院患者风险筛查工具汇总

作者/发布机构	年份（年）	工具名称	适用对象	使用时机	工具内容
Holland	2006	出院计划早期筛查表（ESDP）	住院患者	入院时	由年龄、独居、残疾、自我评定的步行受限4个条目组成
Moppett	2012	诺丁汉髋部骨折评分（Nottingham Hip Fracture Score，NHFS）	髋部骨折患者	入院时	由年龄、性别、共病数、入院精神测试评分、血红蛋白浓度测试、是否存在恶性疾病等条目组成
Boult	1993	再入院可能性预测工具（Probability of Readmission，PRA）	≥70岁的老年患者	入院时	由年龄、性别、自评健康状况、主要照护者、过去一年入院情况、有6次以上就诊记录、糖尿病等条目组成
Lin	2005	高风险人群筛查表（HRSF）	住院患者	入院时	由年龄、居住状况、自我护理能力、行走能力、经济状况、疾病史、过去一年入院次数等条目组成
丁玲	2018	老年患者出院计划风险筛查指标	老年患者	入院时	由生活因素、生理因素、医疗因素3个维度组成
Sager	1996	Blaylock风险评估表（BRASS）	老年患者	入院时	由年龄、居住状态/社会支持、功能状态、认知能力、行为模式、活动能力、感觉异常、既往住院或进急诊的次数、现存的疾病问题及目前使用的药物种类10个项目组成
InterRAI	1994	InterRAI家庭照护评估工具（International Resident Assessment Instrument Home Care，InterRAI HC）	老年人	入院时	由基本信息、认知能力、沟通与视觉、情绪与行为、心理健康、功能状态、疾病诊断、健康状况、口腔和营养、皮肤情况、用药情况、社会支持、居家环境等条目组成

二、风险筛查体系构建的必要性

出院计划是伴随着19世纪美国延续护理及转介系统的发展而诞生的专业个案管理，需消耗大量人力、物力和财力。作为延续护理的基础，该模式已得到多个国家政府部门的认可和重视，被广泛应用于对延续护理需求较高的老年及特定疾病群体。然而，在如今医疗资源紧缺的大环境下，不可能将所有的患者都纳入出院计划范围，也并非所有患者都需要出院计划，其服务对象一般包括出院时需要继续康复治疗、失智、失能、独居老人、携带相关管路回家的患者、出院后面临经济困难的患者等，因而制订患者初筛和复筛标准，确定服务对象和范围是过程层面需要考量的一项重要因素。出院计划需求的评估是一个持续的、动态的过程，要求在患者入院24小时内完成初筛评估，除此之外，在患者病情发生变化时、转科时、患者或家属有新的需求时，都需要对患者进行重新评估。国外研究通过开发初始筛查工具进行老年高危险个案的评估，其目的是早期识别具有出院计划服务需求的特定群体，从而有针对性地制订出院计划方案。相关研究提示，如果缺乏精准的风险筛查，将会导致部分患者难以享受出院计划服务，降低护理品质。Rasmusen等研究指出，通过简单的筛选工具可使得护理能够早期识别具有出院计划服务需求的特定群体，从而有针对性地制订出院计划方案，帮助护理人员更有效地提供转介，将有限的医疗资源提供给真正存在出院风险的患者，以保障医疗资源合理利用，提高服务效率和服务质量，节约医疗成本。

建立出院计划全面风险筛查体系，系统收集患者出院后现存或潜在的广泛而复杂的信息，以满足患者出院后连续性照护的需求。因此，预测患者出院困难的因素是保障出院计划顺利实施的重要举措。我国自2005年逐步引入出院计划的相关概念、内容、措施等，之后很快从理论走向实践，所产生的相关研究呈逐年递增的趋势，并开始应用于糖尿病、慢性阻塞性肺疾病等慢性病患者的延续性护理。虽然国外发展形成了较为完善的风险筛查评估体系，但因医疗体制、社会文化背景等与我国存在较大差异，此体系在国内的适用性有待验证；且国内相关研究未提及实施出院计划过程中对高危患者的筛选、识别，虽有研究涉及出院计划的评估，但也仅针对某特定专科疾病。在一个完整、连续的照护过程中，风险筛查有助于早期识别和评估患者的需求，高效地利用医院和社区资源。确保患者在连续照护中得到最匹配的、合适的服务提供者、服务水平及资源，确保在连续照护过程中各个照护阶段过渡的及时、无缝隙。因此，以患者出院计划纳入范围的筛选策略及有效实施作为院外支援的客观依据，构建连续、完整的出院计划风险筛查体系的必要性不言而喻，以保障患者在连续照护过程中获得最适宜的出院计划服务方案、最佳服务水平及可利用资源。

三、风险筛查（5W1H）

出院计划是合作性计划，设计及执行该计划的成员可能包括护士、医生、患者及其家属、社会工作者、营养师、理疗师、作业治疗师和呼吸仪器等必备医疗仪器设备公司的技术人员等，而护士在其中起着关键作用。护士作为实施出院计划的主体，其重要职责之一就是评估患者的出院需求及出院后能够利用的各种有效资源。组织制订、实施出院计划的护士应具备丰富的临床经验、较高水平的专科知识与专业自信，能够明确意识到自己是出院计划过程中的关键角色，了解医疗保障计划、医疗保险中的相关内容规定，了解出院计划可以利用的各种有效资源，包括医院内及社区资源。与低年资护士相比，高年资护士在制订和实施出院计划时更能有效协调各专业人员和调配各相关资源等工作。有研究显示，与接受由其他专业人士和普通护士制订和组织实施出院计划的患者相比，接受由专科护士制订和组织实施出院计划的患者对自己疾病、治疗及护理等方面相关知识的了解程度更好、自我照护能力更强，且对护理的满意度更高。此外，与其他医疗专业人员相比，护士有直接照护患者的机会和充足的面对面交流时间，能够较为准确地评估患者的护理需求。因此，护士是能够胜任出院计划实施的专业人员，在风险筛查中扮演着重要角色。

英国卫生部2003年发布的最佳实践指南《患者出院：途径、过程、方法》中指出，应在患者入院24小时内完成筛查，以尽早确定其出院后是否有健康或社会资源相关的需求。我国《老年患者出院准备服务专家共识（2019版）》指出，出院准备服务具有一定的时效性，应尽早筛查有后续照护需求的患者，为出院照护计划的制订争取更多的时间，此阶段出院计划的关键任务包括评估所有住院患者的需求等级，以识别出院计划高需求患者；对高需求患者进行风险筛查评估，以尽早明确阻碍其出院的相关因素，为制订出院计划提供依据。"5W1H"分析法也称为六何分析法,通过回答 Why(为何做)、What(做什么)、Who(由谁做)、When(何时做)、Where(何处做)、How(如何做),探寻事物发展的六要素。运用 5W1H 分析法对所得风险筛查内容的分析情况见表 3-2。

表 3-2 风险筛查的 5W1H 分析表

5W1H	分析内容
Why	1. 对所有未行出院计划的住院患者进行筛查,以确定哪些患者在出院后有不良健康结局的风险 2. 及早发现出院或转移的所有障碍因素,并尽可能实施适当的纠正措施以规避不良健康结局的风险
What	1. 在初次评估后,了解患者人口统计学、生物学、社会和环境特征,明确患者现存的身体、心理、功能和社会等问题,并与患者和家属沟通,及早发现所有障碍因素,进而实施针对性的解决方案 2. 筛选指标可分为共同性指标和专科性指标,共同性指标包括住院≥30 天、身上带有管路、Barthel 指数≤60 分、独居且照护需协助、年龄≥75 岁等;专科性指标则根据各专科患者特点而制定,如妇科手术合并高血压或糖尿病、早产安胎(妊娠未满 37 周)等
Who	1. 为出院患者提供护理的其他医疗机构和专业人员,包括但不限于:养老院/专业护理机构、家庭保健机构、初级保健医生和诊所等;患者和患者服务团体 2. 具有专科工作经验的医务人员,如心脏病专家、护士、全科医生、心脏康复和延续护理服务人员等
When	1. 医务人员应尽早识别需要制订出院计划的患者,一般情况下应在入院 24 小时内完成;如果患者住院时间少于 48 小时,必须确保这类住院患者的风险筛查工作,以便在患者出院前完成出院计划程序 2. 危急重症入住 ICU 的患者则于病情较稳定、转出 ICU 24 小时内完成初次评估 3. 选择性入院患者的出院计划开始于入院前;非选择性入院患者的出院计划则在入院后尽快开始
Where	1. 医院(如急诊 ICU、ICU 等急危重症相关照护部门) 2. 社区卫生机构 3. 各种初级或次级卫生保健机构
How	1. 在初始筛查过程中患者病情的变化可能影响制订出院计划,负责出院计划的工作人员必须清楚地了解需要评估的患者病情变化。在患者转院过程中,有关患者出院后需要的任何相关信息都应记录在病历中,随患者一起转院,接收医院将以此为基础负责患者的出院计划流程 2. 运用多维方法,即人口统计学、生物学、社会和环境,通过筛查评估确定身体、心理、功能和社会问题,旨在定制治疗干预,使用量表和验证工具评估医疗保健行动计划,不断将目标从需求转向服务,并重新关注特定的护理需求 3. 尽早识别服务对象可能影响健康的各种因素,在患者出院之前给予支持,在合适的时间、正确的地点,正确地提供一系列的照护服务 4. 急性护理转诊(ACT)提供出院计划的标准,包括流程图、风险筛查工具、转诊、小结等文件,适用于各个卫生保健服务机构。工作人员、患者及其照护者、社会支持和其他服务提供者在各种保健机构之间转换、联络时,都是在同一且连续的出院计划程序中

四、综合评估的必要内容和架构

出院计划的实施过程涉及多个组成部分,包括对患者当前需求的评估、对持续护理需求的准确预测及确定可利用资源并有计划性地实施,确保护理的连续性。研究提示,应组织多学科团队对患者进行综合需求评估,完整、系统的出院计划评估可以帮助护理人员思考患者个体性与复杂性特征,从而及时有效地执行方案。倘若评估缺乏标准化,可能导致计划制订无框架依托、客观支持不足,影响实施效果,尤其对于老年患者等特殊群体而言,因个体情况涉及的信息量广泛而复杂,难以评估,所以更需要在评估工具上突出全面、系统、适用原则,将患者实际所需与适当的支持相匹配。

近年来，综合评估（comprehensive assessment，CA）在国内外应用广泛，其从患者的整体医疗、躯体功能、认知功能、社会或环境因素等多个方面对评估对象的健康功能水平进行评价，发现患者的健康问题，预测相关治疗的不良反应，从而为患者制订个性化的治疗护理方案，提高患者的生活质量。综合评估包括但不限于：①身体功能状态；②认知能力；③精神/心理状态；④社会及经济支持情况；⑤预期的专业照护需求；⑥沟通需求；⑦患者的治疗目标和偏好；⑧居住环境；⑨再入院风险；⑩出院后服务的可能性和可用性；⑪照护者的能力和意愿。

国内学者丁玲等研究构建了老年患者出院计划全面评估指标，涉及老年患者基本情况、躯体精神和出院管理三个评估层面，涵盖患者一般情况、躯体功能状态、精神心理状况、患者自理能力、自护情况、出院后可能的护理需求、居住环境、居住安全、出院后能利用的各种有效资源等（图3-1）；该研究基于美国医院协会（AHA）提出的相关出院计划指南、我国台湾地区出院计划服务病患需求等级评估量表、日本出院支援相关评估量表、日本地方福祉保健局支援管理方针等，并结合我国各地区医疗政策、保险制度、社会支持、医疗环境及老年人口疾病与健康状况等内容，具有系统、全面的特点。

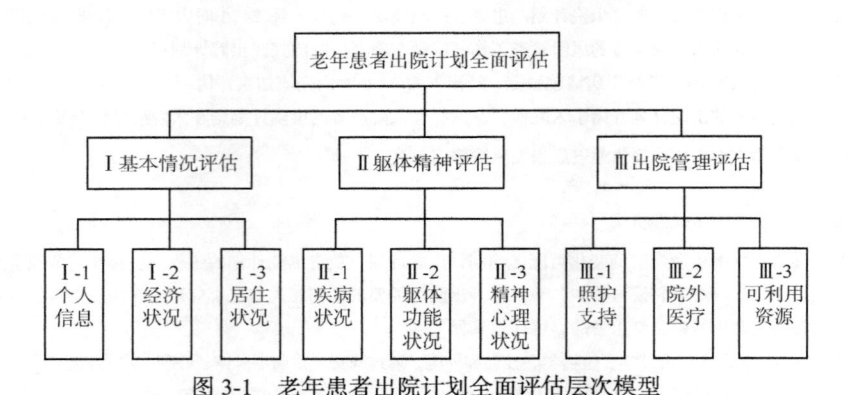

图3-1　老年患者出院计划全面评估层次模型

五、综合评估（5W1H）

综合评估同样是出院计划发展的重点之一，基于患者个性化需求内容的系统性评估为患者出院后相关处置策略的安全性、有效性和及时性提供了保障。不同于一般的入院评估，综合评估的重点主要为对患者出院后可利用资源的评估，包括社会福利、社会服务资源、居家环境、家庭照护等方面。有学者提出，综合评估适应不同慢性病患者的特点及患者需求，在此基础上制订的干预措施可以提高老年人的社会参与、缓解老年人不良情绪、延缓老年人行为症状的恶化，并有助于提高老年人评估信息的准确性和护理记录的完整性。近年来有研究者尝试将综合评估应用于出院患者中，但多为横断面研究，如分析老年患者出院后发生不良结局（包括死亡、再入院、抑郁）的危险因素和保护因素、分析老年出院患者潜在的不适当用药、老年患者住院时间延长的因素。也有研究者使用该工具评估老年出院患者健康状况和居家护理服务并制订个体化干预措施，提升患者出院准备度。运用5W1H分析法对所得综合评估的分析情况见表3-3~表3-7。

表 3-3 综合评估的目的分析

编号	Why
A	医务人员必须在患者住院的早期阶段对患者进行识别,以便有足够的时间完成出院计划评估工作,并为有照护需求的患者制订针对性的出院计划;对经筛查确认、患者要求进行评估、医师要求进行评估的住院患者,进行的出院后需求评估,根据评估结果制订出院计划
B	医院的出院计划的完整性和规范性不足,经常导致延续护理中断和碎片化,使患者在出院后或早期再入院后面临不良事件的风险,因此,对于所有住院患者,无论是选择性的还是紧急的,都应该在入院后进行全面、完整的评估,并根据评估结果制订出院计划
C	减少患者住院天数和非计划性入院次数,增加患者个体和照护者的满意度,有利于节约急性医疗与社区卫生服务成本,最终达到群体健康的目标
D	确保呼吸系统疾病患者安全地从卫生保健机构出院,并在下一地点获得连续、有效、安全的照护
E	全面了解患者需求,使患者在病情稳定、适合出院后及时出院或转到适当的护理机构,保证患者出院、从医院转到家中或其他地方过程的安全性
F	出院计划评估是出院计划流程开展的首要环节,若缺乏完整的出院计划评估程序,易出现评估遗漏,准备不充分,导致出院计划安排滞后。研制患者出院准备度评估表有助于形成个性化患者出院计划方案,为护士提供较为完善的患者出院计划及日常健康宣教方案框架,进而采取针对性的出院计划方案,提高出院指导质量
G	用于老年慢性病患者住院过程中或出院前的健康状况评价
H	在患者住院期间评估其出院需求,为确定出院计划服务对象、制订全面的出院计划服务提供依据,进而提高护理服务效率和质量

表 3-4 综合评估的内容分析

编号	What
A	患者的功能状态和认知能力;患者需要的出院后护理类型,以及这种护理是否需要卫生保健专业人员或机构的服务;为患者提供必要的出院后保健服务;以及家人和(或)朋友是否有能力在家中提供后续护理;评估患者出院后自我护理能力的具体出院计划评估要求,要求医院在必要时不仅积极向患者或家属征求信息,还应向家属/朋友/支持人员征求信息
B	在多学科团队评估综合考虑临床症状、躯体功能、心理和社会指标后,患者即可出院
C	根据服务对象的连续性照护需求,结合其健康状况、社会、文化、环境和其他影响健康的因素,提供个体化的出院服务
D	根据患者的医疗状况、护理支持情况,针对有照护和医疗器械需求的患者及患者家庭成员的心理社会情况、需求、期望目标等,有效利用各种资源,提供教育、支持及援助,满足患者的各项需求
E	根据患者生理、社会、功能和心理因素或指标,经多学科团队评估达到出院要求,则说明患者适合出院。对"适合出院"的患者进行二级护理时,不需要急症或专科人员的护理;可以与全科医生分享患者的病情评估,包括调整药物;持续的一般护理和康复需求可以在家中或通过初级/中级/社会护理服务来满足;其他测试和干预可在门诊进行
F	患者出院准备度评估表可评估出院计划需求,下设预防指导需求、症状管理需求、用药指导需求、康复锻炼需求、日常照护需求及院外医疗护理支持需求,可从患者自我管理、家庭成员照护、专业人员照护、出院转介服务信息方面系统评估
G	InterRAI 家庭照护评估工具,主要包括基本信息、认知功能、沟通与视觉、情绪与行为、心理健康、功能状态、健康状况、疾病诊断、口腔与营养、皮肤情况、用药情况、社会支持、居家环境等
H	基于美国医院协会提出的相关出院计划指南、我国台湾地区出院计划服务病患需求等级评估量表、日本出院支援相关评估量表、日本地方福祉保健局支援管理方针等,结合我国各地区医疗政策、保险制度、社会支持、医疗环境及老年人口疾病与健康状况等内容构建的老年患者出院计划全面评估指标,具有系统性、全面性,包括基本情况、躯体精神、出院管理 3 个评估层面,其中,基本情况涵盖了患者年龄、性别等条目的基本信息,包括月收入、医疗花费等经济状况,以及居住方式、居住环境等问题的居住状况评估;躯体精神涵盖了现患疾病、高危影响等问题的疾病状况评估,包括日常生活活动能力、辅助用具等的躯体功能状况评估;出院管理包含主要照护者、照护时间等问题的照护支持,以及用药、医疗措施等问题的院外医疗需求评估,同时包括出院就医、可利用资源等评估

表 3-5　综合评估的参与者分析

编号	Who
A	计划制订由多学科团队成员完成，包括来自护理、病例管理、社会工作、医务人员、药房、物理治疗、职业治疗、呼吸治疗、饮食和其他涉及患者护理的医疗保健专业人员的代表；由注册护士、社会工作者或其他有资质人员的监督
B	多学科团队与患者、家属、照护者共同确定预期出院（转运）日期、个性化的治疗方案
C	多学科和多机构团队指定工作人员管理出院计划的各个方面
D	患者、家庭成员、照护者、医生、护士、医疗器械提供商、社会工作者、各类治疗师（物理、语言治疗师等）、个案管理员、营养师、转介机构代表，指定 1 名具有专科照护专门知识的团队成员为协调者，协调所有团队成员的工作
E	多学科团队（全科医生、护士等）、患者及家属
F	专科护士
G	主管医生、护士和保健员共同参与
H	医生、护士等，患者及家属

表 3-6　综合评估的实施时间与地点分析

编号	When	Where
A	住院患者出院前	医院
B	入院 24～48 小时	医院
C	开始于入院或接受服务 24 小时内	医院或卫生服务机构
D	尽可能早制订和实施出院计划（且应在转介前）	各类照护机构
E	开始于入院或接受服务 24 小时内	医院
F	评估时间仅限于患者出院前 3 天	医院或各类照护机构
G	住院患者出院前	医院或卫生服务机构
H	老年患者出院前	医院

表 3-7　综合评估的实施方式分析

编号	How
A	确定患者需要评估后，或医生、患者和（或）患者代表提出评估请求后，必须及时完成评估。这意味着在完成治疗后必须有足够的时间安排出院后的护理，不必为了这样做而推迟患者出院，或者主要由于没有做出适当的安排而要求患者从入院时住院的地方转移到不同的地方。制订出院计划评估时采用团队方法，则必须有一个流程来促进团队的有效协作，以及时完成评估。住院期间，出院计划需要根据患者病情变化进行调整
B	从评估过程开始的全面系统方法，需求简单的患者需要有精确的指导和反馈（专业咨询）；需求中等复杂的患者需要不止一项专业或服务，并安排会议和协调专业团队；需求高度复杂的患者需要评估和综合规划，需专业人员和医院及服务部门的代表"面对面"沟通，以协商一致做出决定（多学科团队）
C	应用出院计划标准，包括流程图、风险筛查工具、转诊、小结等文件
D	根据患者的医疗情况、需求和目标确定出院计划的复杂程度，一般出院计划包括：①评估患者的各个方面；②评估后续照护安置机构的配置；③确定经济来源；④制订照护计划；⑤出院前完成相关文件记录
F	可与医生沟通出院高危人群风险筛查评估结果，并配合医生调整治疗方案

六、家庭关系的评估

家庭关系是家庭成员的社会资本，其可同时提供家庭成员所需要的情感支持、物质资源和文化价值。研究显示，家庭支持（如来自家庭成员的爱、尊重和鼓励）与家庭关系满意度呈显著正相关，即家庭成员对患者的支持越高，家庭关系满意度越高。出院计划提供以患者为中心的持续协作服务，包括患者教育、完成转介、尝试出院、家庭评估、个案会议、监测和重新评价。为了让患者顺利、安全地出院回到家中，评估家庭状况时必须考虑患者照护人员支持情况、行动能力、食物准备、如厕和其他日常生活活动的便利性等。出院时主要对家庭准备、交通准备及环境准备等内容进行再次评估，交代出院后服用药物、家庭支持等注意事项以保障患者出院当日顺利出院。患者出院后的生活很大程度上取决于家人的意愿和照护能力，Eileen等调查提示，当患者有足够的家庭支持时，出院安全性提高，再入院率降低。此外，家庭支持不仅与患者预后结局有关，如低发病率和死亡率，还在慢性病患者的疾病管理中发挥关键作用，且高水平的家庭支持能增加幸福感，降低抑郁风险，家庭关系越好，患者的生活质量越高。因此，出院时应对患者家庭关系及其周围人的服务能力进行评估，以检查其出院后获得支持的状况，鼓励患者及家属积极地参与出院计划，并提供更好的家庭支持。

出院计划中有关家庭关系的研究可以参照国外成熟的流程及评估工具。其中，作为评估工具，家庭关系图和社会资源关系图能提供可视化整理，更容易理解。使用家庭关系图整理包括患者本人在内的家庭关系，可避免大量的文字描述，让关系变得一目了然。家庭关系图没有严格的绘制规则，但设定基本的规则后使用起来更方便，如图3-2所示。另外，可通过绘制社会资源关系图来了解患者及家属与周围人群（服务）的关系，如图3-3所示。同家庭关系图一样，社会资源关系图亦没有严格的绘制规则，设定基本规则之后可以自由添加项目，力求使用简便。医务人员在制作社会资源关系图时可邀请患者本人一起参与，这样更能客观地把握患者自身所处的状况。

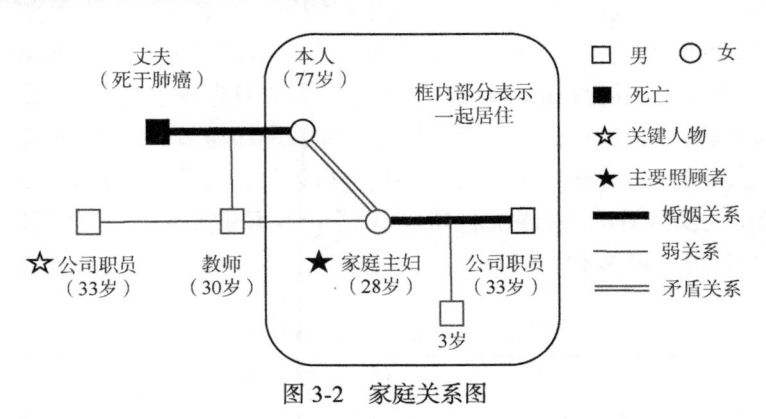

图3-2 家庭关系图

出院计划不仅是对患者本人的支持，也是对整个家庭的支持。有时家属的意愿更加强烈，患者也有遵从其意愿的倾向，此时当然应倾听并尊重患者家属的意愿。家属因照护患者而牺牲自己的生活，有时会感到无助。但作为家庭成员又有必要承担起家庭的责任，因

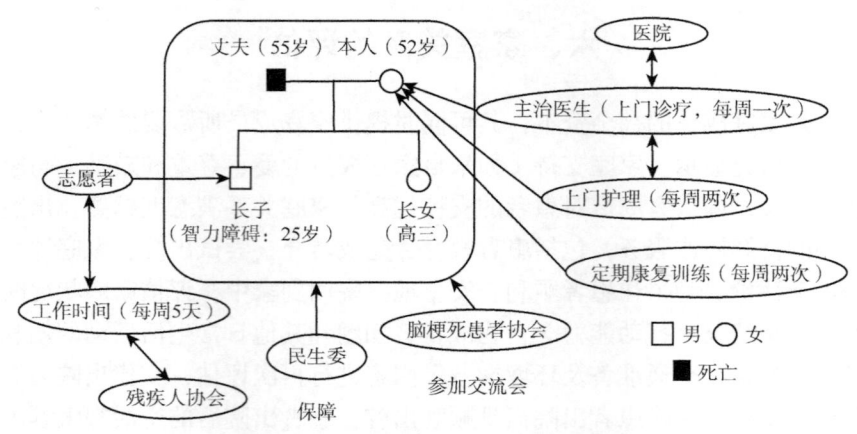

图 3-3 脑梗死患者的社会资源关系图

此要明确家庭成员可以做和不能做的事情，引导家庭成员改善护理能力。家庭关系的影响评价项目主要包括以下几点。①家庭成员结构：年龄、性别、职业、居住地、关系、关键人物、主要照护者（可以使用家庭关系图来描述）。②关于出院后生活的意见和意向，家属之间有不同意见时，应分别记录。③关于主要护理者：对护理的意愿和接受程度、有无就业、护理负担、护理相关的知识和技术。④能够担任的护理、家务及其他支援，即使是不能直接担任护理的家庭成员，也可以通过提供经济上及情绪上的支持（鼓励、倾听抱怨等）等间接参与，需灵活处理。

七、日常生活活动能力量表/工具性日常生活活动量表的评估

日常生活活动能力量表（ADL）/工具性日常生活活动量表（IADL）分为"能力水平"和"执行水平"两个方面。"能力水平"是指在训练和康复评估时发挥作用的部分，是对日常生活活动能力水平的评价；"执行水平"是指在病房、养老机构等场所实际进行的动作，是对日常生活活动执行水平的评价。"能力水平"和"执行水平"的 ADL 都根据评估分数以等级划分，医务人员在制订和调整出院计划时，需要对患者进行评估。例如，患者在训练室练习走路时需要拄着拐杖去洗手间，但在住院病房却需借助轮椅。同时，如果条件允许，医务人员可以对患者居家时的 ADL/IADL 进行评价，有利于患者居住环境改造和出院后的康复治疗。ADL/IADL 的评价在出院计划中占据重要地位，可运用 5W1H 法对 ADL/IADL 进行分析（表 3-8）。

表 3-8 ADL/IADL 的 5W1H 分析

5W1H	ADL/IADL
Why	评估患者日常生活活动能力，有利于客观判断患者是否达到出院要求，对于出院计划制订和调整有一定的指导意义
What	1. ADL 由 Mahoney 等编制，用于测量研究对象的基础性日常生活活动，包括修饰、进食、洗澡、如厕、大小便控制等 10 个条目 2. IADL 由 Lawton 等于 1969 年开发，通常适用于评估有早期疾病的患者，以评估疾病的严重程度和自我照护能力，包括使用电话、购物、做饭、打扫房间、洗衣服、使用交通工具、服药及自理财务 8 个维度

续表

5W1H	ADL/IADL
Who	1. 患者住院时活动能力的评估由护理人员完成 2. 患者是否达到出院标准主要由主管医生、责任护士、物理治疗师等专业人员评估
When	ADL/IADL 是一个动态变化的过程，会随着时间的推移而变化，评估时间应在患者住院时和出院前
Where	评估的场所主要涉及医院、养老机构、患者居住场所等
How	1. ADL 从完全需要帮助到完全不需要帮助分别计 0、5、10、15 分，部分条目最高分为 5 分或 10 分，量表总分 100 分，所得分数越高，日常生活活动能力越强 2. IADL 总分从 0（低功能、依赖性）到 8 分（高功能、独立性）变化，量表已经在澳大利亚、西班牙、马来西亚、韩国、伊朗、中国等国家翻译使用

八、出院前的居家访视

环境因素与健康状况相互作用的结局取决于环境因素作为阻碍因素还是促进因素，可能给患者造成残疾，也可能利于其功能状态的恢复。良好的家庭康复环境有利于患者的康复，但多数家庭康复环境中的家庭设施改造仍需改进，如未安装卫生间扶手、未清除地面障碍物、长期卧床患者的床边未安装床挡、无特制的专用坐便器等。面对面访谈中，多数患者及照护者认为没有必要或根本不知道需要进行家庭居家环境的改造，表明医务人员对患者及照护者的出院前指导仍然存在不足。为解决这一问题，出院前的居家访视被提出并得以发展。Verddonck 强调出院前的家访正是考虑了患者居家环境，并评估了患者在熟悉的环境中如何进行一些日常生活活动。康复团队中的作业治疗师是执行出院前家访的关键角色，为了让患者出院后能独立生活，其可提出一些适宜的居家环境改造意见。作业治疗师是接受过居家环境评估与环境改造专业教育的从业人员，但国内大部分研究都是由护士主导家访的研究。

出院前访视的目的是延伸医疗护理服务范围，提高医疗护理服务质量，内容主要包括评估患者 ADL/IADL、提供相关机构信息并协助患者转入适当机构（如基层医疗机构、康复机构、长期照护机构等）、提供医疗器械和辅助用具租借咨询（如轮椅、气垫床、制氧机、吸痰机、雾化器等）、试装福利设备、确认住宅环境、设定医疗器械参数、提供共享护理技术、明确服务运营商的职责分工等。出院前的居家访视是评估患者出院后居住环境（如住宅的环境及维修状态、医疗器械的安装状况、物理治疗师的配备等）的必要步骤，该过程需要随访护士和其他参与出院计划的专业人员同行，共同评估，以确认出院计划的服务内容。

居家访视的最佳时间是出院前的 7~10 天，但需根据患者家人的情况适当调整。相关研究结果显示，延续护理联络员、上门护理师等居家护理负责人同行访问具有很好的效果。也有学者认为，经常组织与主治医生一起开会讨论对于出院计划的开展也很有效。此外，如果患者住宅正在进行维修或装修，请维修公司的相关人员一同参与制订出院计划的效果更显著。

出院前居家访视的主要功能可以归结如下：①共享生活目标（如患者回归家庭主妇的角色）；②准确评估患者的 ADL/IADL 水平；③准确评估患者居住环境及可能存在的生活

环境问题；④相关医疗器械的装配、准确设定医疗器械（氧气浓缩器和吸引器等）的参数；⑤为患者提供护理技术；⑥明确服务企业的职责等。

通过对患者出院前的居家访视，对其居住环境有了具体、深刻的印象，出院计划的制订者可以更详细地了解患者出院后的物品、人员、资金、信息的流向。此外，团队成员之间的合作将更加顺畅，患者及其照护者亦可安心地在原有居家生活的基础上进一步康复。国外对诊疗报酬进行规定，即计算"出院前访问指导费"，费用产生的条件是对于住院时间超过1个月的患者，在主管医生的指导下，保健医生、护士等医务人员访问患者的居住地，进行出院后的疗养指导。同时，在此过程中产生费用的标准随着医疗保险制度的完善进行调整和优化，以促进患者出院后的正常生活。有研究显示，居家护理支持机构对出院前居家访视在护理管理中的重要作用给予了高度肯定。患者经历住院、评估后顺利出院等环节后，通过与医院、设施和延续护理服务机构之间的合作，制订居家服务计划，并以此为依据计算相关费用。此外，为了实现居家疗养的顺利过渡，召开由患者、家属、多学科团队医务人员共同参加的出院协调会的效果更显著，且在患者家中召开出院计划制订会议具有充分了解患者疗养环境、使患者和照护者放松心情等优点。

九、出院后随访要点

出院计划在院外的服务内容为监测患者的健康状况和提供延续护理服务。医院提供延续护理服务的主要形式为定期随访，包括电话提供信息咨询和上门服务，其成功实施不仅有助于降低疾病的再复发率和死亡率、改善患者出院后的生活质量，还能提高患者的健康管理能力，有益于患者及家属应对居家康复，减少医疗资源的利用。在患者出院后，医院应通过随访的形式对出院计划的执行效果进行质量追踪评价。追踪评价内容主要包括患者对目前的照护是否满意、患者再入院率及入院原因、患者自我管理能力、患者用药情况、患者复诊及康复情况、患者和照护者的生活质量、照护者的照护能力和照护负担等，同时评估患者健康状态的变化，确定其是否还有其他照护需求。此外，出院后还需持续追踪患者的生理、心理、疾病、家庭及环境状态。总体而言，可将其功能归结为两点。第一，提升患者对出院计划的执行程度；第二，协助患者解决出院后产生的各项困难，作为出院计划的补充，主要用于追踪患者的生理状况、身体功能、心理状况、社会状况及医疗服务使用情况、患者需求的满足情况和后续随访重点。

早在1997年，美国医院协会和Picker研究所在对23 763例出院患者的调查研究中发现，29%的患者认为自己出院后没有充分掌握自我管理疾病的相关知识，而且不能适应从医院到家庭之间的过渡，而产生"被抛弃感"。随后学者们开始认识到患者出院前未受到良好的出院教育或医护人员未协助其制订出院后的疾病管理计划，导致患者在出院后无法应对疾病带来的困难，使其生活质量降低。因此，形成了在出院前协助患者制订详细的出院计划，并在出院后的第1、3、6个月对患者进行不同形式的随访。美国卫生保健研究与质量管理处于2013年开发出院后随访电话记录表（Post-discharge Follow-up Phone Call Documentation Form, PFPCDF），主要内容如下：核对患者一般信息和医疗信息；记录目前健康状态、危险信号的识别与处理、服药、预约下次随访等，用于随访记录患者当前身体状态、患者及家属对危险因素的识别与处理、用药情况等，进一步指导患者，从而降低患者的再入院率。

在国外相关研究的基础上国内学者结合我国人群特点开始研究院后随访。国内的患者随访也由病房护士承担，与国外的社区随访有所差别，这和国外相对健全的社区卫生保障和家庭医生制度有关。因此，国内的出院计划服务还可以在医院与社区的联合服务上有所拓展。易银萍针对慢性心力衰竭患者制订了出院随访评估单，其内容主要包括患者的用药情况、饮食与营养情况、心理状态、计划性和非计划性就医、照护问题、随访方式、下次随访重点等，有助于延续护理的实施，同时提高了患者的自我效能。王若琰等基于希望理论对患者的心理状态进行干预，通过电话及短信的方式持续给予护理干预，结果显示患者的希望水平较对照组有所提升，降低了患者的负性情绪。2020年由浙江大学医学院附属第二医院等制订的《出院患者随访服务团体标准》规范了出院患者的随访准备、随访实施与管理等质量安全管理相关的服务标准，明确医疗随访的关键要素。出院计划要求提升患者的参与度，甚至将照护者纳入出院计划，因为照护者知识缺乏及负担较重也是影响慢性病患者生活质量的重要因素。梁沣等在患者出院前帮助家属和患者共同掌握疾病管理知识，出院后通过知识宣教和心理干预，能够减轻家属照护负担，完善患者社会支持系统。

由此可见，患者出院后的随访是检验出院计划质量和实现院后延续服务的有效途径。出院随访应当是全方位、多角度的随访，旨在对患者出院计划的实施情况进行评估，并为患者解决出院后的困难，提升其健康状态，降低疾病的复发率和死亡率。制订完善的出院计划可以提升患者出院后的疾病管理能力和应对困难的能力。然而由于疾病的变化，患者在出院后仍然需要医护人员的持续性干预，常用的方式包括与患者面对面访视、电话随访、网络等。

（一）随访方式

1. 家庭随访 是指医护人员直接到患者家中、工作单位或约定地点进行面对面的访谈。患者在急性症状得到相应控制后通常采取居家治疗与康复。因此，将健康教育职能拓展延伸，出院患者的院外健康教育使护理工作的整体性和连续性得到了保证。随访工作推行早期，不少医疗机构都采用家庭随访的方式对患者进行出院后护理干预。优点：家庭随访时患者与医护人员面对面，接触较多，便于知识的接受和问题的解决，一般在患者出院初期，由医院责任护士协助患者转移到社区医院，并将患者的一般状况和出院后计划交接给社区护士或其照护者。缺点：家庭随访无疑会耗费巨大的人力、物力，在医疗资源紧缺的背景下，家庭随访难以长期坚持，从而导致随访效率下降。

2. 电话随访 是一种操作简单、实用且费用相对低廉的院外延续性护理服务方法，也是现如今社会接受度较高的随访方式。随着电话随访的普及与应用，其对随访时间、内容及随访人员能力等条件要求更高，随访人员根据患者不同的专科疾病及恢复程度在不同阶段进行循序渐进的专业观察护理指导和健康知识宣教，这将使患者获得的信息更实用，对提高相关知识的掌握程度起到促进作用，提高了患者的自我护理能力，从而降低了并发症发生率。临床科室护士更了解患者的基本情况，随访时更能抓住主要问题，但科室护士护理工作繁重，相较之下，专职随访人员时间充裕，随访结果不涉及个人和科室利益，能更客观有效地进行电话随访工作。研究显示，出院后缺乏7天内追踪评价的患者，30天内再入院率的危险性增加，电话随访追踪能提高患者的自我管理能力，改善生活质量和预后。优点：医护人员通过患者登记的联系方式定期通过电话或者短信询问患者出院后的生活状态和面临的困难，并协助患者解决，极大地提升了工作效率。研究者可以通过出院后困难应对量表（Post-Discharge Coping Difficulty Scale，PDCDS）对患者出院后的应对能力进行评估并提供进一步干预措施，以弥补出院计划中存在的不足。缺点：电话随访中沟通时间有限、双方理解偏差、无法进行肢体语言及表情传达等因素可能会导致随访效果不佳。

3. 网络随访 微信、QQ等公众平台是集图片、音频、视频等多种媒介为一体的手机聊天软件。通过科室建立微信公众号，由医护人员一起建立随访小组，每日定时在平台上为患者答疑解惑，加强常见疑难点、重点的宣教和知识交流，微信平台的应用对患者的疾病复发率、再入院率及患者满意度均有积极的影响。微信公众平台具有实时互动的便捷，资费相对低廉，护士可通过微信公众号给予专业个性化指导，避免将健康教育内容一次性灌输给患者而造成的低效。微信作为网络工具打破了传统的地域障碍和电话随访无法解决的时间约束，平台上的文字、图片和视频可供患者及家属反复查阅，方便患者加深印象，强化随访效果，但微信作为第三方平台对患者隐私仍存在安全隐患，且对于许多无法和不会使用智能手机的患者，微信仍有其局限性。越来越多的医院或医护人员更愿意选择这种方式作为最佳随访策略。优点：不但节省了时间、提高了效率，而且能弥补电话随访的不足，可以通过文字、图片及视频的方式生动地将健康知识传递给患者及其照护者，便于出院后随访的开展，这种方式逐渐被大众所接受。缺点：现代化的科技手段需要专业人员的维护，也对老年患者提出了考验。

（二）实施人员

出院计划是一个集中、协调和多专业整合的过程，其开展需要院内与院外，以及医院内多部门、多学科人员之间的协调合作。有效推动出院计划必须依赖完整、有组织、有计划的工作团队。患者出院后，一些后续机构，如社区医院、康复机构等接收患者信息，根据医院提供的出院信息和指导，为患者安排合适的医疗护理服务，使他们的连续性服务不中断。在英国、美国等国家，由家庭医生对患者进行全面的管理，社区护士也会根据出院计划对患者进行定期访视。如果患者病情复杂，医院护士则在患者出院前邀请社区护士进行院内访视，并参与患者的病例讨论，确保社区能顺利接收患者并能提供连续的服务。另外，美国的高级实践护士担任个案管理者，深入患者家庭，了解患者需求，帮助患者协调社区的各种资源服务，如联系护工、联系基金会等。出院计划服务的有效实施需要在病房成立出院计划服务小组。负责随访实施的人员包括协调者、药剂师、社会工作者及其他学科专业人员，各成员有不同分工及职责。

（三）随访时间

相关证据指出，建议于患者出院后3~7天进行第1次追踪评价服务，于出院后2周或1个月时进行第2次追踪评价服务，之后可依患者需求或医院人力配置情况进行调整。同时，对于专科疾病患者的随访时间也有相关指导，如美国心脏协会在心力衰竭患者管理指南中推荐为心力衰竭患者提供7~14天内随访或3天内的电话随访。

（四）随访内容

通过继续追踪了解患者病情，对出院后症状控制、饮食、运动及服药的情形与困难提供咨询服务，根据患者的情况提供访视服务，安排复诊，同时还可以提高患者与家属的满意度。此外，患者出院后，还需持续追踪其生理、心理、疾病、家庭及环境状态。以上所提及的要求主要通过随访来实现。浙江大学医学院附属第二医院制订的特定疾病如心力衰竭患者的随访内容应包括健康教育（饮食、运动、药物作用与不良反应、体重监测、症状监测与护理），药物治疗与非药物治疗的合理性，患者预后情况包括临床症状或体征（血压、心率、充血症状等）、心电图、实验室检查等，以及为患者提供最佳的治疗方案（以循证为基础的药物使用等）。此外，林（Lin）等提出的有关骨科术后患者的家庭护理随访清单包括三个部分：①患者对出院指示的依从性；②与护理有关的患者投诉；③护理干预需求。同时，也有证据表明，患者出院后随访的内容包括但不限于：①评估健康状态的变化；②核查患者的用药情况；③确认患者出院后的复诊安排；④核查和协调居家或社区医疗服务；⑤讨论新出现健康问题的解决方案；⑥药剂师在患者出院后进行电话随访，加强出院计划药物管理。

十、出院计划评价要点

出院计划是帮助患者从某一护理阶段无缝过渡到下一护理阶段的有效实践模式，其以患者需求为导向，通过多学科、多机构之间的协作，达到医疗资源合理使用、保证医疗服务连续性及患者安全的目的。出院计划提出的最初目的是改进医疗健康服务的成本效益，减少患者的医疗费用和降低对卫生服务的利用度。对出院计划的实施效果进行评价，可反映出患者、照护者及医疗机构是否从出院计划中获益。由于不同国家的医疗卫生体制受文化、地域等影响而存在差异，出院计划的评价指标及方式也存在差异。有研究提示，构建出院的效果评价指标体系应该充分考虑到现有的护理质量标准，指标体系的内容不仅应该包括患者的健康结局、实验室指标与功能指标、患者满意度和依从性，还应该包括对卫生服务的利用度、经济指标和对疾病的管理率等。此外，在效果评价的方式上建议使用信效度较高的量表来进行评价，以提高指标体系的科学性。

患者相关指标是出院计划实施质量评价中关注的重点，其使用率也最高，充分体现了"以患者为中心"的护理理念，并直接反映出院计划实施成效。国外对出院计划实施效果的评价指标主要侧重于住院天数、再入院率、门/急诊访问次数、医疗护理服务费用等，再入院情况可反映患者住院期间和出院后的主要症状和需求是否得到解决，与患者医疗费用支出、不良事件发生率、生活质量等指标关系密切，是出院计划实施质量的重要体现，已被美国、加拿大等国家纳入国家医疗服务质量评价标准体系中；而国内研究主要从出院计划对患者健康结局的影响方面进行评价，没有将卫生服务的利用度与成本作为主要的研究指标。相比国外，国内的出院计划则更关注于患者的日常生活活动能力、自我照护能力、满意度、生活质量等，实施尚缺乏统一、核心的评价指标，不利于出院计划的深入推进。其他常用指标如满意度、生活质量、自我照护能力等均属于患者主观报告结局，此类指标优先考虑了患者主观感知，可有效突出护理服务可改进之处。在患者主观报告结局指标的测量工具中涉及一部分专科测量工具，提示出院计划应用于专科疾病时还需考虑患者特殊疾病的影响，从而使专科出院计划更具针对性。

医疗机构相关评价指标是出院计划实施过程中质量检测的重要组成部分，其从出院计划实施过程、医疗资源利用和经济效益等方面进行评价。有研究指出，20%～50%的不及时或延迟出院与缺乏恰当的出院计划密切相关。因此，对出院计划过程的监督有利于患者从医院顺利过渡至社区，然而该类指标研究报道较少，且现有指标多源自国外文献，提示国内对出院计划过程的监督相对薄弱。医疗资源的利用则包含住院时长、门/急诊就诊次数、再入院住院时长等，是出院计划质量评价指标中较常见的一类，国外大多以医疗服务利用度与成本作为出院计划等延续护理服务的首要评价指标，而国内研究较少将其作为主要评价指标。

照护者相关指标是评价出院计划全面性的有效工具，需要实施出院计划的人群涉及部分老年人和儿童等特殊群体，患者回家后家属不仅需要承担照护任务，还需应对患者疾病变化、护理安全、自身护理专业知识缺乏、家庭经济支出等一系列问题，因此还需考虑照护者的知识、能力和心理方面的准备程度，否则可能增加患者再入院率或不良事件发生率，影响照护者生活质量。

相关证据提示，医疗机构应组织相关医务人员进行持续追踪出院计划措施的有效性，包括但不限于①患者的结局指标：如与患者生理功能有关的指标，评价其症状控制、患者生活质量、并发症预防、死亡率等。②经济效益指标：如再入院率、访问急诊次数、全部住院医疗护理费用、平均住院日等；③满意度指标：患者及家属对所接受服务的评价，同时也需要关注医务人员的自身感受。

第二节　出院计划书的制作

出院计划书通常由专业人员为患者制作，以确保患者在出院后能够得到有效的康复和照顾。在制作出院计划书时，需要确保内容全面、清晰明了，以便患者及其家属能够理解并执行。同时，需要根据患者的具体情况和病情，个性化地制订出院计划，以便患者能够顺利康复并避免出现并发症。出院计划书没有标准化样式，是提供患者参与计划医疗和护理的有效工具，其以患者及家属照护需求为中心，根据患者病情变化及时调整内容，并帮助有继续康复医疗护理需求的出院患者衔接不同机构间服务，保证患者在出院后得到延续性的照护支持，从而达到连续医疗护理服务的目的。

一、出院计划书制订及实施的流程

出院计划书制订及实施的流程可分为四个步骤，包括筛选服务对象、复评核查确认、制订和实施计划、追踪评价成效。若要确定出院计划书中的目标设定要点及家属如何参与制订计划的方法，就必须对整个出院计划的设计有所了解，在出院计划书制订流程中确定目标设定要点、在流程中确定家属如何参与。

（一）筛选服务对象

出院计划书的制订与实施，第一步要尽早确定有需求的患者，利用一系列筛查工具或标准对常见风险指标进行筛选，最后将有出院计划高服务需求的患者准确识别出来。目前常见的筛查工具或指标常涉及多类人群、多种疾病。例如，丁玲等学者通过筛查老年患者的生活因素各级指标、生理因素各级指标与医疗因素各级指标来筛查患者出院计划服务的需求。任鹏娜等学者基于循证理念构建老年尿失禁患者出院计划护理方案，对老年患者的排尿情况、疾病知识掌握程度、心理状态，以及出院疾病信息、用药、社会支持等需求进行综合评估筛选。老年患者在年龄、疾病类型、疾病严重程度、知识技能水平和认知能力等多方面存在差异，需根据疾病类型及特点针对性地选用合适的筛选工具对具有出院计划服务需求的患者进行筛选评估，为后续开展出院计划奠定基础。

（二）复评核查确认

若患者首次评估被确定为有出院计划需求的高危对象，应及时进行再次评估，再次评估要求对患者现存情况进行更详细的评估，以此来保证接下来制订的出院计划书能对患者或其家属发挥作用。评估内容包括但不限于患者的医疗与照护需求评估（如日常生活活动能力、认知功能、药物管理能力等）；患者家庭评估（如家庭环境、家庭照护能力、支持系统与经济能力）；社区资源评估（如社区资源的可用性是否可满足患者的需求）等。

（三）制订和实施计划

由多学科医疗保健团队根据患者出现的所有关于健康照护的问题召开讨论会并拟定具有针对性的照护计划。关于计划书的制订，主要分为两个阶段，即院内阶段和院外阶段，两个阶段所关注的重点及所设定的目标是不同的。另外，值得注意的是，此步骤将纳入患者及其家属共同参与制订出院计划书，可提高患者的家庭支持水平，提升患者出院安全性。

（四）追踪评价成效

患者出院后，利用电话或者其他信息化手段追踪患者及其家属执行出院计划书的情况，并对出院计划执行书的效果进行追踪评价。已出台的国家相关移动医疗政策将进一步助力信息化平台的发展，也将为老年患者提供更加稳健的出院计划书追踪评价服务，进一步提高开展患者出院计划服务的水平。有研究指出，若缺乏后续的追踪评价，患者非计划性再入院率将会升高。完整的出院计划书制订流程详见图3-4。

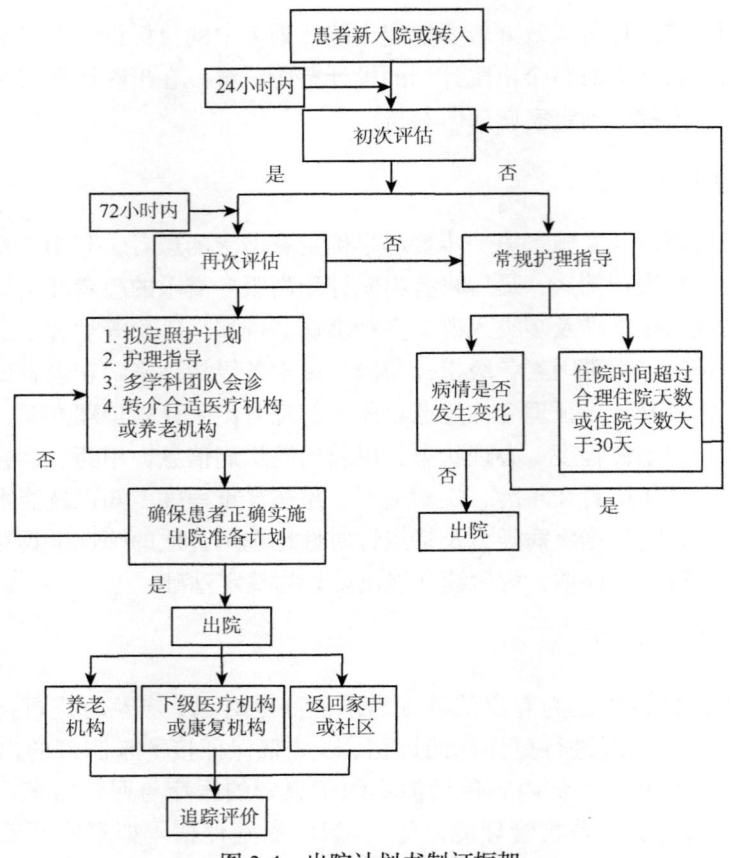

图 3-4　出院计划书制订框架

二、出院计划书制订的关键

一份有效的出院计划书能为患者、照护者、医护人员及医疗机构带来许多方便，下文将分别从患者、照护者及医护人员三个方面来叙述出院计划书的优势。

1. 患者　①患者的需求可以通过制订计划书及在计划实施的过程中得到相应的满足；②患者的独立性、决策能力、疾病的自我管理能力等，可通过积极地实施出院计划而得到最大限度的提高；③通过积极地参与制订自己的出院计划书及后续出院计划的实施，患者参与感得到提升，能够切实感受到自己是治疗护理过程的一部分，是一位积极参与的伙伴，而不仅是被动地接受；④患者在参与制订出院计划书和实施出院计划的过程中能够最大化理解相关疾病的医疗护理知识，能够促进后续医疗护理计划的实施；⑤通过实际行动让患者感受到自己正在接受支持和帮助，患者自己也可以对未来的护理做出正确的决定，有利于增强其自主决策性。

2. 照护者　①通过参与患者出院计划书的制订与实施过程，照护者在出院过程中的重要程度将被重视；②在参与过程中也可以发现照护者自身的需求，进而可以寻求一些措施进行针对性的满足；③照护者能够接受一定的相关疾病医疗护理知识，提高其照护能力。

3. 医护人员 ①通过参与患者出院计划书的制订与实施过程,医护人员可以更好地发挥其专业知识及技能;②通过参与患者出院计划书的制订过程,医护人员可以及时接收与患者相关的关键信息,以便快速地做出相应的处理,进而及时将最新信息反馈给患者及其照护者;③通过医护共同参与患者出院计划书的制订过程,增强团队合作,同时能够提高工作效率。

为患者准备出院计划无论是对患者本身还是患者的照护者或是医护人员都有诸多益处。在出院计划服务中,出院计划书的书写可谓重中之重,一份好的、有效的出院计划书能够给患者及其家属及医护人员带来不可估量的益处,为后续出院计划的实施打下坚实的基础,下文探讨了关于出院计划书在制订过程中的关键点,分为两个部分:出院计划书中目标设定的要点、患者及家属参与的方法。

(一)计划书中目标设定的要点

由于医疗体系、地区文化的差异性较大,各个国家或地区甚至各个医院的出院计划服务都不相同。但是,在制订出院计划的过程中有些核心原则或者重点是相通的,需要在制订过程中重点考量。一份理想的出院计划书是为了灵活地适应不同医院的环境和文化,一份完整的出院计划书包括院内和院外两个阶段,两个阶段所关注的重点不同。

1. 院内阶段 此阶段的重点是为了满足住院期间患者照护需求和训练患者及其照护者掌握出院后的照护技巧。在此阶段需重点了解出院计划的内容并为出院后的计划实施做准备。

(1)患者入院或者转科后,要保证筛查患者的时效性。有研究推荐患者在入院24小时内应由专人进行筛查,以此尽早确定有后续照护计划需求的潜在服务对象,同时也能为后续的出院计划制订争取更多的时间。该原则同样适用于急危重症入住ICU的患者,在患者入住ICU病情稳定时或转出ICU 24小时内完成首次评估筛查。一旦在首次评估中确认患者为出院计划服务的对象,应在72小时内由专人进行复评,对患者进行更加详细的全面评估,以此来确保患者及其家属安全且全面地接受出院计划。

(2)对于确定有后续照护需求的患者,需要根据初筛情况与复评情况制订相关出院计划,制订出院计划的第一步需要确定出院计划项目负责人,由项目负责人牵头组建一个具有协作性的、多学科的计划实施团队。出院计划制订是一个由多学科团队相互合作的过程,在制订出院计划时一定要综合多学科团队的意见,然后由多学科团队成员依据对患者的筛查情况和复评情况制订出院计划。制订出院计划时,在项目负责人的牵头下,首先应该由多学科团队明确对于该患者的一个优先事项,如降低非计划再入院率、提高患者满意度等。确定患者目前最优先事项后,依据最优先事项及患者前期评估情况,出院计划团队成员可在患者及其家属的意愿基础上,召开头脑风暴会议,为患者制订相应的出院计划书。在会议中尽量纳入患者及其家属,若患者及其家属不方便与会,团队成员在结束会议后也应及时向患者及其家属传达会议精神,详细介绍会议内容,收集患者及其家属的反馈,并将反馈信息及时分享给团队成员,必要时可多次召开会议。

(3)利用多学科团队针对患者的情况制订出院计划流程图,流程图可以让患者和家属清晰直观地看到下一步骤,也可让护士明白下一阶段的重点,这将比文字描述清晰明确,且能让患者或其家属或者其他参与人员看到整个过程。在此过程中需要注意的是，创作该流程图不是一次性工作，而是需要迭代创作，团队要根据患者在院内完成任务过程中的情况、患者及其家属的反馈、团队成员的反馈等，不断地改进完善流程图，以此来制订一个基于患者住院期间病情的动态发展流程图。

（4）需要明确流程图中个人的职责。出院计划是由多学科团队共同制订的，因此多学科团队负责人要对整个出院计划中的人员分配进行合理划分。需要明确的是，出院计划中的各个职责并不是要全部由项目负责人或团队其他个人一人来执行，而是每人负责执行出院计划中的一部分。例如，接受过医疗护理教育的医生或护士可以在出院计划中执行更多的临床任务；药剂师可以更详细全面地解释如何服药和识别药物的副作用等疾病用药相关内容。团队成员可互相协作，如医护人员可依据患者情况针对性地与工程师进行沟通，以便于工程师能够在了解医疗护理的基础上提供更人性化的信息化支持。另外，作为项目负责人，要给多学科团队成员足够的时间去开展出院计划中的任务，因为多学科成员一般为在院职工，需要在完成自己本职工作的基础上开展出院计划活动。

（5）在院内出院计划阶段，要对院内阶段的出院计划执行情况进行落实，并且在此过程中要积极准备患者或其家属在院后的出院护理计划，包括但不限于进行必要的培训、院后出院计划的调查、院后出院计划执行情况的追踪评价等。

（6）出院后护理计划是出院计划的一个重要组成部分，可为患者提供离开医院后所需要的信息。其形式可以是一本小册子或者基于移动医疗平台开展，无论哪种形式都需注意要将所获信息以清晰、可理解的文本呈现。若护理对象为老年人，要做出一些适老化的设计，如使用放大字体、明亮的颜色和图标等。

（7）为健康知识水平有限的患者或者有宗教信仰的患者制订出院计划时，一定要尊重其文化多样性的要求，以便更好、更包容地满足患者需求。

2. 院后阶段　此阶段重点为确认患者后续安置方向（返家照护或转入相关合适机构接受照护），是整个出院计划的重要组成部分，主要为患者及其家属提供了其离开医院后所需要的信息，包括但不限于用药教育、患者对计划理解程度的评估、预约复查、计划落实的追踪等。以下是在院后阶段实施出院计划要考虑的重点内容。

（1）安全有效的出院计划可以降低患者非计划性再入院的风险。患者及其家属在出院之前需要学习和掌握较多的新信息或新内容，致使部分患者及其家属认为出院过程具有挑战性；同时，患者及其家属在出院时因获取信息的复杂性和专业性，常出现信息遗忘和不重视等情况。因此，在患者及其家属离开医院前，医务人员需为其提供必要的指导教育，利于患者及其家属了解从医院到家庭安全过渡所需要的基本信息。虽然患者的主管医生会将患者病情、药物、后续预约随访时间及回家后遇到问题需要做什么等一系列问题教授给患者或其家属，但绝大部分患者及其家属没有接受过正规的医疗护理教育，属于非医疗保健系统人群，健康知识相对薄弱。因此，在出院前要做好患者及其家属的相关问题解答，使其掌握更多对疾病有效的信息。

（2）关于院后出院计划的制订，很大一部分内容需要从患者或其家属处收集相关信息，收集信息的方法有很多种，最常见且最常用的是通过直接和患者或其家属进行讨论获得，这将有助于收集和确认后续出院计划的具体细节。一般情况下，从患者或其家属处收集到的信息主要有患者或其家属对疾病治疗护理的认识和了解程度、目前服用的药物、相关用药知识和药物的副作用、患者或其家属的联系信息、患者的药物过敏史、院后主要照护者的信息、院后主要照护者的照护技巧、医疗辅助器械的准备情况，以及相关社区资源情况（居家照护机构、日间照护机构、药房、下级医疗机构信息等）。除此之外，还可以根据患者的医疗记录收集一些额外的信息。

（3）后续的随访也是院后出院计划中一个需要重点关注的部分，后续随访的主要目标是指导和加强治疗护理计划信息，评估和识别患者及其家属对出院计划的理解程度及执行出院计划的情况，鼓励患者或其家属发现问题、解决问题。一般后续随访可以通过出院后的电话随访进行处理，但是要注意，通过电话随访无法准确捕捉随访对象的肢体语言和面部表情等非语言信息，无法直观评估患者的信息接受情况。

（4）除了电话随访，门诊预约随访也是出院计划中重要的一部分。通过门诊随访可以收集到患者信息，还能面对面地追踪和评估患者出院计划的落实情况。但是在门诊随访之前要考虑到具体的门诊随访时间、随访地点、交通因素及随访所需材料等因素，一旦情况有变，应及时通知患者及其家属，协商更换时间地点。

（5）跟进出院前后的测试或实验结果。要及时跟进患者的检验、检查等结果，若患者在出院时某些检验、检查的结果未出，应在出院计划书中完整地记录这些检查的名称、目的，何时、何地、由谁检查，患者或其家属何时能收到这些信息，以及当患者收到这些信息后应如何做，这些信息都要在出院计划中考虑到并告知患者及其家属。

（6）部分患者在出院回家康复的过程中仍需家庭医疗服务或医疗设备，因此协调设备和家庭服务是必要的，以保证患者安全地从医院过渡到家庭。缺乏这些服务可能导致患者非计划性再入院率升高。对此，需要和患者及其家属、主管医生进行沟通来获取一定的信息，护士在医患之间补充协调信息。患者常需要的设备主要包括氧气筒或氧气枕、轮椅、便携式坐便器、血压计、血糖仪、家用呼吸机等。除此之外，还需给患者及其家属介绍这些医疗设备的重要性，以及如何使用这些医疗设备，尽量由专业技术人员亲自为患者及其家属演示，或者通过视频指导患者及其家属，或者使用其他更有效的指导方法。且最好通过回授的方法，即团队成员在为患者及其家属进行指导或者讲解某一知识内容后，询问患者及其家属是否掌握并要求患者及其家属复述团队成员所讲述的内容，以此提高患者及其家属对出院计划信息的掌握水平。

（7）告知患者获取药物的方式和确定患者出院后正确服用药物也是院后出院计划的重点。首先，关于患者服用药物的计划，需要先确定患者服用药物的种类，这些信息可以通过患者的就诊记录或者医疗记录来进行收集，若患者没有此类记录，可以让家属将患者目前所服用的所有药物信息告知团队成员。其次，为了确定患者的出院带药情况，与医疗团队的沟通是必不可少的，需要依据患者主管医生的医嘱详细罗列药物的信息，最终在出院药物清单上呈现药物的种类及用法。最后，还需要考虑到患者如何获得这些药物，必要时可以在出院计划书中注明患者药物补充的获取地点或下级医疗机构地点等信息。

（8）当患者在院外执行出院计划过程中受伤或出现其他异常情况，如药物过敏、病情急性加重等时，同样需要在出院计划书中制订明确的处理措施。

（9）对于拟转入其他机构接受照护的患者，应提供相关机构的信息（包括所能提供的服务及收费等）并向接收机构提供患者相关资料，协助有效衔接患者的照护资料，以方便后续照护。出院计划书的制订流程及其关注的要点详见表3-9。

表3-9 出院计划书的制订流程及其关注要点

做什么？	谁来做
初步护理评估	
确定与患者一起的家庭照护人员或护工	责任护士
让患者及其家属知道，他们可以咨询问题和担忧	责任护士
引出患者及其家属的住院目标	责任护士
告知患者及其家属有关出院的步骤	责任护士
日常活动	
利用一切机会对患者及其家属进行健康教育，并使用回授法	所有临床工作人员
向患者及其家属解释药物的使用方法，并使用回授法	所有临床工作人员
与其家属讨论出院目标进程	所有临床工作人员
让患者及其家属参与护理实践	所有临床工作人员
开展出院计划会议前	
（开展出院计划会议前1~2天；对于短期住院，可在入院时进行）	
给患者及其家属提供准备返家的检查清单和出院计划册	多学科团队
安排患者、家属和医院工作人员共同参与出院计划会议	多学科团队
出院计划会议（出院前1~2天）	
使用准备返家的检查清单和出院计划书作为讨论返家后的需求和关注问题的起点	多学科团队
提出进行随访预约，并询问患者是否有首选日期和时间，以及他们是否会预约	多学科团队
出院日	
与患者及其家属核对药物清单	医院确定人选：护士、医生或药剂师
如果有条件，可为患者及其家属提供预约随访，包括随访提供者的姓名、时间和地点	安排预约的工作人员
出院后，请告知患者及其家属遇到问题时可联系人员的姓名、科室和电话号码	医院确定人选：护士、医生或药剂师

（二）患者及家属参与的方法

患者和家属参与制订出院计划是为了创造一个让患者、家属、临床医生和护士作为合作伙伴共同工作的环境，以提高医院医疗护理服务的质量。每一位患者及其家属对医疗护理服务的需求都有所不同。有针对性地满足患者及其家属的医疗护理服务需求可以为患者、家属、医生、护士等带来长期的利益。例如，为患者带来更好的健康结果、增加患者的忠诚度、减少错误和不良事件、降低医疗事故的风险、增加员工满意度等。

在制订和执行出院计划时，需要明确的一点是理想的出院计划策略侧重让患者和家属参与出院过程。这种方法涉及与患者和家属合作，即让患者及其家属参与出院计划的制订，而不仅仅是护士为患者和家属做一些事情。通过表3-10可以了解在涉及患者及其家属参与的出院计划过程与传统出院过程中，医院工作人员所做工作有何不同。

想要了解患者及其家属如何参与出院计划，首先要明确患者及其家属需要参与出院计划的哪些阶段，只有明确患者及其家属参与的阶段，才能重点关注患者及其家属的参与方法。因此，在梳理整个出院计划流程的基础上，通过出院计划中的院内和院后两个阶段分别论述患者及其家属参与出院计划制订的方法（表 3-10）。

表 3-10 患者及家属参与的出院计划过程与传统出院过程中的医护人员职责对比

时间点	传统出院过程中医护人员的职责	患者及其家属参与的出院计划过程中医护人员的职责
入院时	完善入院记录 核对患者目前用药清单	1. 确定与患者在一起的照护人员 2. 引出患者和家属的住院目的 3. 告知患者及家属有关出院的步骤 4. 让患者及家属知晓可以询问问题或提出需求
住院期间	管理患者病情	1. 利用一切机会让患者及家属了解患者情况 2. 向患者及其家属解释药物治疗的适应证与副作用 3. 讨论出院目标及目前进展 4. 让患者和家属参与护理实践，为家庭护理做准备
出院前	协调基于家庭护理的机器设备或需求	1. 为患者和家属过渡到居家环境做好准备 2. 安排患者及家属参加出院计划会议 3. 为患者的随访预约做好相关工作
出院当天	核对药物清单 给患者及其家属提供书面的出院指示	1. 使用回授法评估患者及其家属对诊断、病情和出院指示的掌握情况 2. 与患者及其家属核对协调后的药物清单 3. 与患者及其家属确定患者的随访预约时间 4. 填写医护人员的姓名、科室、电话，便于出院后遇到照护问题时及时进行沟通
出院后	对患者进行定期随访，了解患者病情、药物服用等情况	1. 协调患者预约随访时间、地点 2. 了解患者出院后出现的与疾病相关的问题，鼓励患者多发现问题、早解决问题 3. 评估患者及其家属出院计划完成情况，以及在实施出院计划中有无困难，并提供必要的指导，必要时可由多学科团队进行讨论，修改出院计划内容

1. 院内阶段 此阶段重点为住院期间患者照护需求的满足及出院后照护技巧的训练。此阶段主要包括入院时、住院期间、出院前、出院当天四个阶段，因此按照这四个阶段分别论述患者及其家属如何参与出院计划的制订与实施。

（1）入院时：首先需要让患者及其家属认识到家庭成员参与出院计划的制订及实施的重要性。在医院层面，可以制订相关政策，鼓励患者及其家属参与，让患者及其家属认识到出院计划的重要性；鼓励医护工作人员积极接纳患者及其家属参与出院计划。在医护层面，应该认识到患者及其家属参与计划的重要性与益处。在患者及其家属层面，应认识到自身的重要性，积极地参与信息输入、出院计划的制订与实施。在此阶段，患者及其家属应积极地配合医护工作人员，完善关于自身疾病史、家族史、过敏史等资料，并积极地询问医护工作人员与疾病相关的问题；配合工作人员做好出院计划工作，如积极提出出院目标，并在落实过程中不断与工作人员讨论目标的可行性和可接受度，针对实际情况做出适当的修改。

（2）住院期间：患者及其家属首先要密切关注病情变化，积极与医护沟通，抓住医护人员对患者每一次健康教育的机会，进而了解患者病情变化、调整照护。患者及其家属应该积极了解服药情况，观察有无出现药物不良反应，必要时可以利用多种方法了解药物的作用，如询问医生、护士，或者可以利用一些信息化的方法（用药助手、药事管理应用程序等）了解药物。同时，在此阶段患者及其家属要积极地参与必要的护理实践，一起为后续出院计划的开展奠定基础。

（3）出院前：患者及其家属参与出院计划最主要的目的为确定患者是居家护理还是转入下级医疗机构进行护理。若确定患者返家护理，则需患者及其家属考虑有无基于家庭护理设备的需求，以及有无对于返家护理的技巧学习需求；若有相应需求，应及时向多学科团队寻求帮助。若确定患者转入下级医疗机构进行治疗护理，则患者及其家属应该积极寻找下级医疗机构信息，在此过程中护士应积极协调、共享信息。在此期间，患者及其家属还应积极参与由多学科团队举办的出院计划会议，积极发言、发现问题、提出问题，以期制订一个相对比较完善的出院计划。

（4）出院当天：患者及其家属应积极主动询问医护人员关于患者出院带药的情况，包括但不限于药物的治疗作用、药物的不良反应及如何识别出院后发生的药物不良反应与处理措施等问题。另外，患者及其家属应该充分理解出院计划，最好能将出院计划实施的大致过程用自己的语言复述给医护人员，并征求医护人员的建议。

2. 院后阶段 此阶段重点为确认患者后续出院计划的落实情况，要求患者家属在随访过程中积极主动，监督患者正确完成出院计划，向医护人员汇报患者出院计划的落实情况，对其中出现的问题加以说明，以寻求解决措施，并对问题进行针对性的纠正。

总的来说，患者及其家属需要确定后续照护需求（及时提出自己的需求），积极参与由多学科团队拟定的出院计划，并按照要求严格落实；积极向医护人员寻求相关照护技巧和疾病知识；若需要相关医疗辅助器械设备，患者及其家属要提出自己的想法，积极寻求多学科团队的协调。另外，患者及其家属应与医护人员核对药物清单，积极询问医护人员患者的用药种类、药物的调整情况，各种药物的用法、用量、疗效、副作用及出现副作用后的处理措施等问题。患者及其家属应定期接受随访，积极汇报出院计划落实情况，在实施出院计划过程中努力发现问题，并积极寻求帮助，从而实现从医院顺利过渡到家庭的理想出院过程，以减少不良事件发生次数和非计划性再入院的次数。

第三节 出院计划中的联动

一、联动函的制作（医院-基层医院-社区）

结构化的联动函是实现医疗护理信息准确传递的适用媒介，高质量的出院沟通对于减少出院相关的不良事件至关重要，准确且及时的医疗信息共享是保障良好沟通的重要方面。目前各级医院信息化发展不平衡，各医疗机构间尚未建设统一的软件管理模块和信息化互通平台，因此无法实现医疗信息共享。在信息化管理机制滞后、缺乏有效转诊管理信息平台的现实条件下，标准化的联动函成为当前资源中可以较好实现患者医疗信息准确传递的媒介。其内容应包括相关医院负责人联系方式、诊断、出院说明、随访、治疗建议和后续计划、用药协调等，可以帮助改善患者与联动机构或门诊医生的沟通，提高患者满意度，并减少患者非计划再入院的发生。医院-基层医院-社区联动函见表3-11。

表 3-11　联动函（医院-基层医院-社区）

1. 基本信息	患者姓名		住院号		性　别	
	年　龄		出院日期		住院天数	
	出院诊断		出院目的地			
	常住地址					
	本人联系方式		照护者与患者的关系/联系方式			
2. 主要护理评估结果	①功能状态：ADL 方面　□轻度依赖　□中度依赖　□重度依赖 　　　　　　IADL 方面　□功能下降 ②认知功能：□正常　□受损 ③行为状态：□兴奋性　□抑制性　□其他（　　　　） ④沟通能力：听力方面　□正常　□受损 　　　　　　视力方面　□正常　□受损 　　　　　　语言方面　□正常　□失语 ⑤营　　养：□正常　□不良（体重指数　　　　） ⑥皮　　肤：□完好　□造口　□受损（具体情况　　　　） ⑦疼　　痛：□无　□有（疼痛评分　　　　） ⑧管　　路：□无　□有（具体情况　　　　） ⑨其　　他：					
3. 当前存在的主要护理问题、下一步护理计划与措施	当前存在主要护理问题			下一步护理计划与措施		
4. 康复措施指导						
5. 药物管理	药物名称	剂量和途径		服药时间		注意事项
6. 机构联系信息	转出机构名称			接收机构名称		
	转出机构地址			接收机构地址		
	转出机构联系方式			接收机构联系方式		
7. 签名/日期	接收者			患者/代理人		

二、协调会的召开与运营

联动机制中的协调会是指由多个医疗机构、医护人员和社区机构、社会工作者、志愿者等相关机构和人员组成的联合工作机制，旨在通过协作、协调、合作等方式，为患者提供全方位、无缝隙、协同一致的医疗服务。

（一）协调会的主要职责

协调会的运营需要秘书处和参会机构及人员的共同努力，主要职责如下。

（1）协调各参会成员之间的关系，建立良好的协作关系。

（2）制订联动机制的具体工作方案和计划，负责具体实施。

（3）收集、整理、分析相关数据，为联动机制提供科学、准确的依据。

（4）协调会议的召开、议程的制订、会议记录的整理和公布等工作。

（5）定期进行工作总结和评估，不断完善联动机制。为了让患者和家属主动参与协调会，明确说明协调会的目的，出院协调护士在协调会中应注意引导患者本人或家属提出意见，归纳发言内容等，并将其传达给其他人。在协调会上，与多学科团队成员及患者和家属一起决定出院后的生活过程很重要。

（二）协调会的具体流程

联动机制的协调会召开通常由协调会秘书处负责组织，具体流程如下。

（1）确定协调会的召开频次，一般为每季度召开一次。

（2）确定召开地点和时间，通知各相关机构和人员参加。

（3）准备会议议程，确定会议主题、内容、参会人员等。

（4）会议前准备相关文件、材料、数据等，并发送给参会人员。

（5）会议期间就相关议题进行讨论和协商，达成共识和决策。

（6）会议后整理会议记录和决策结果，并通知相关机构和人员执行。

（三）协调会的运营要点

（1）事前准备：准备会议所需文件及资料，与相关人员协调日程。

（2）自我介绍：参加协调会的成员进行自我介绍，告知彼此所属部门、职业、姓名等。

（3）会议进行方法：说明协调会所需时间和讨论项目，在协调会进行过程中，可以协助成员表达想法，注意不要让特定的人发言或不发言。

（4）明确生活需求问题，设定生活目标。为了让患者、家属和出院计划团队共同达成目标，设定目标时应尽可能具体，如消除地面的落差等。

（5）会议讨论结果需整理成简明易懂的文书，向患者及家属提出建议并取得理解。

（6）让患者和家属主动参加协调会的要点：在办理住院手续时向患者及其家属充分说明协调会的目的、意义等，并告知其之后需要参加协调会以帮助患者更好地恢复。在协调会上注意让患者和家属能够主动发表意见，如询问其"关于××您是怎么想的？"当患者及其家属说话过程中出现言语混乱时，帮助其整理说话内容，对内容进行归纳确认，并将发言内容传达给他人。由医护人员共同参与的协调会，需要出院协调护士征求患者及其家属意见后为其代言。

（四）关于协调会上患者个人信息的处置

联动机制协调会处理患者信息的方式应该遵循相关的法律法规，确保个人信息的保密性和安全性。具体而言，可以采取以下措施。

（1）采集患者信息的目的必须明确，只采集会议组织和协调需要的必要信息，并明确告知参与者个人信息的使用方式和范围。

（2）对于收集到的患者信息，应当采取安全措施加以保护。相关措施包括但不限于加密、备份、限制访问权限等，防止数据泄露、丢失或被盗用。

（3）严格限制使用患者信息的范围，除会议组织和协调需要之外，不得将患者信息用于其他目的，也不得向其他组织或个人透露患者信息，以免造成患者信息泄露。

（4）患者信息的保存时间应当在采集信息时告知参与者，并在规定时间内删除。

（5）参与者有权要求查询、更正或删除其个人信息。若参与者提出相关要求，应当尽快处理并答复。

在协调会召开之前，需要确定协调会的主题、召集人、时间和地点，并通知相关部门和人员参加，可以采用线上或线下、视频会议、电话会议、电子邮件等方式进行。对于重要议题，可以采用线下召开的方式，以便更好地进行沟通和协商。在协调会上，需要确定议题和议程，并组织会议讨论，由主持人主持，确保会议秩序和议程顺利进行。在会议过程中，听取各方面的意见和建议，并就相关问题进行讨论和协商，制订相应的解决方案。协调会结束后，对会议结果进行记录，并将决策结果及时通知各相关部门和人员，以便各方面能够及时配合执行；对决策结果进行跟踪和评估，以确保决策的有效性和实施情况。联动机制协调会的运营需要秉持公平、公正、公开的原则，确保各方面的利益得到平衡和协调，同时还需要注重信息的共享和沟通，避免信息不畅通和信息不对称的情况发生。此外，还需要建立健全的信息管理和安全机制，保护个人隐私和机构机密，确保信息的安全性和保密性。

三、出院困难患者的应对

出院困难患者的问题仅靠医疗机构和医护人员是无法解决的，需要灵活运用公共资源应对。应从住院早期开始筛查有出院困难的患者，分析其出院困难原因，从而确定患者的最佳出院时间，并制订出院计划，根据出院计划跟踪患者出院情况并及时做出调整和应对。

（一）出院困难的主要原因

（1）恶性肿瘤、痴呆、急性呼吸道感染、吸入性肺炎等患者。
（2）紧急入院的患者。
（3）与入院前相比，ADL水平降低，出院后生活方式改变，需要重新适应。
（4）需要帮助完成排泄的患者。
（5）无论是否有同住者，都不能为患者提供必需的护理。
（6）出院后仍需胃管护理、造口护理等的患者。
（7）反复入院的患者。

（二）出院困难患者的应对流程

出院困难患者的应对流程见图3-5。

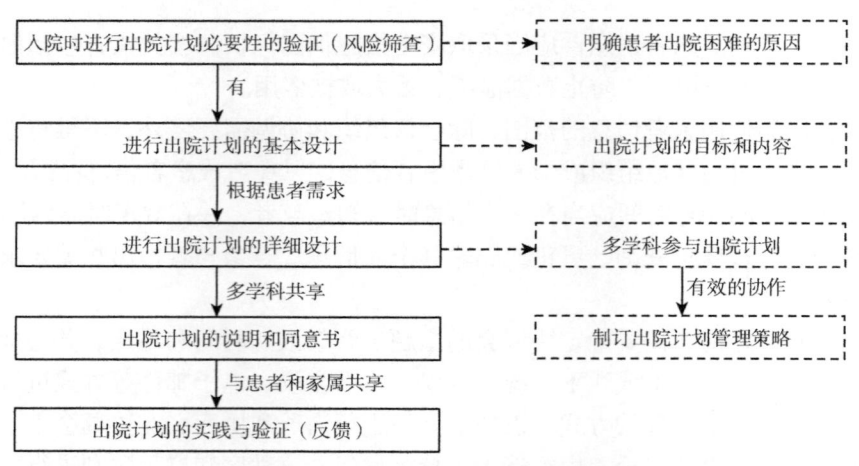

```
入院时进行出院计划必要性的验证（风险筛查） ----→ 明确患者出院困难的原因
            │ 有
            ▼
      进行出院计划的基本设计 ----→ 出院计划的目标和内容
            │ 根据患者需求
            ▼
      进行出院计划的详细设计 ----→ 多学科参与出院计划
            │ 多学科共享            │ 有效的协作
            ▼                       ▼
      出院计划的说明和同意书 ----→ 制订出院计划管理策略
            │ 与患者和家属共享
            ▼
      出院计划的实践与验证（反馈）
```

图 3-5　出院困难患者的应对流程

1. 制订个性化的出院计划　医院应针对出院困难患者制订个性化出院计划，考虑患者的身体状况、社会关系、居住环境等实际情况，合理安排出院时间，并协调好出院所需的各项事宜。

2. 提供必要的社会帮助　对于一些生活无着的出院困难患者，医院可以协调相关部门提供必要的社会帮助，如提供住房、临时工作等，以便患者尽快融入社会。

3. 提供心理支持和社会支持　医院应当给予出院困难患者充分的心理和社会支持，尤其是缺乏家庭关爱的患者，可以为他们安排心理咨询师或志愿者陪伴。

4. 派出护士定期访视　医院可以派出专业的护士定期访视出院困难患者，了解他们的身体状况和心理状态，并及时提供必要的卫生保健。

5. 建立联合工作机制　医院可以与社会福利机构、志愿者组织、社区卫生服务中心等建立联合工作机制，共同解决出院困难患者的问题，为他们提供全方位的支持和帮助。

（三）出院困难患者应对的要点

1. 提前进行评估　在患者出院前评估患者是否存在出院困难情况，对患者的病情、治疗方案、生活方式、社会支持等多方面进行综合评估，为患者出院后的生活提供有针对性的帮助。

2. 制订个性化计划　根据患者的实际情况制订个性化的康复计划，包括营养、康复训练、药物管理、心理支持等，帮助患者尽快恢复健康，提高自理能力。

3. 提供必要的康复辅助器具　针对患者的身体状况，提供必要的辅助器具，如轮椅、助行器、便器等，方便患者的日常生活。

4. 提供家庭护理服务　为患者提供家庭护理服务，包括定期上门访视、生活起居、病情观察、药物管理等，确保患者的病情得到及时控制和管理。

5. 提供社会支持　为患者提供社会支持，包括社会福利、社区服务、志愿者支持等，帮助患者重新融入社会，增强对生活的信心。

6. 建立健全的跟踪管理机制　及时发现患者的生活状况和病情变化，提供必要的调整和协助，确保患者的康复效果。

第四节　出院计划体系的构建

一、出院计划体系构建要点

片段化的医疗照护已无法满足人们日益增长的照护需求，近年来出院计划发展迅速，已经被广泛运用至慢性阻塞性肺疾病、脑卒中、糖尿病及心血管疾病患者。目前我国医疗机构对于出院计划仍然处于探索阶段，尚未建立统一的出院计划流程及实施标准，相应的体系建设也并不健全，仍需要不断探索才能适应其发展需求。而且出院计划涉及内容较多，加之出院计划各环节的障碍均可削弱其效力和效果，因此既要统筹兼顾，又要抓住重点。

（一）关键步骤

1. 出院计划需求评估　评估既是实施出院计划的基石，又是确保计划与患者相适应的关键，是制订和实施出院计划的必要先导。系统的、标准化的出院计划需求评估可以显著降低患者再入院率和急诊就诊次数。只有对患者进行全面、综合的需求评估，了解患者需求、能力，并提供正式和非正式的支持，才能使服务更具针对性，从而发挥最大效益。目前针对出院计划需求的评估，既有普适性量表，如统一需求评估量表、老年患者出院计划风险筛查指标、InterRAI 家庭照护评估工具、老年慢性病患者护理需求调查问卷等，又有特异性量表，如麻醉后出院评分系统（Post Anaesthetic Discharge Scoring System，PADSS）、精神分裂症患者出院准备度评估问卷（Readiness for Discharge Questionnaire，RDQ）、全髋关节置换术患者出院评分表（Post Total Hip Replacement Discharge Scoring Scale，PTHRDSS）等。临床医护人员应根据实际情况选择合适的评估工具，全面做好患者出院计划的评估，切实保障患者出院后能快速适应院外生活，有效减少其出现并发症和再入院的情况（关于需求评估更多内容见本书第二章第一节）。

2. 出院核查　出院信息不完善或患者/家庭环境准备不充分等均可造成患者出院延迟。出院前 24 小时被认为是促进患者及时、安全出院的关键时期。此时期患者所有出院准备工作都应基本完成，其重点是对所有住院期间的关键问题和出院计划工作进行核查。核查的内容主要包括转介或家庭护理的安排、出院交通工具的安排、出院资料的完整性、药物清单、随访预约安排、患者/家属出院后疾病相关的应对能力（如服药、疼痛处理、伤口护理等），以明确患者身体、心理、知识、照护者及家庭环境是否做好出院准备。

3. 出院转介　不完善的出院小结可能导致出院患者在后续护理中经历非计划性再入院等不良事件，高质量的出院沟通对于减少出院相关的不良事件至关重要。

4. 出院随访　院外随访是检验出院计划质量和保障护理服务延续性的重要途径，指采用电话随访、门诊随访、入户访视及网络信息等方法继续给予患者信息支持和收集未满足的照护问题，继续给予相关护理指导。作为出院计划中的关键内容之一，院外随访是追踪评价患者出院后照护和自我护理有效性，以及帮助患者处理不良事件的重要途径。其成功实施不仅有利于降低患者再入院率、改善生活质量，还能提高患者健康管理能力，有利于患者及其家属科学应对居家康复中的问题，减少医疗资源浪费。随访内容应包括患者疾病相关并发症的发生、患者及照护者出院后相关知识掌握、术后健康状况恢复、出院用药情况、出院后复诊的安排。

（二）出院计划的参与者

出院计划是多学科团队相互合作的过程，需整合多学科团队成员的意见，包括医生、护士、营养师、康复治疗师、药剂师、社会工作者等，并让患者及家属参与其中，为患者提供符合其个性化需求的综合性、专业性服务，各成员不同分工及职责详见第二章第二节"一、团队协作构建"。此外，保证出院计划有效实施的条件之一是由"协调者"负责协调患者出院计划过程中的各个方面，以确保护理的连续性。"协调者"负责与患者、家属、多学科专业小组成员、周边社区长期照护机构等服务资源进行沟通协调，促进患者以更高效、经济和连续的方式由医院转出。从患者入院开始，"协调者"便要开始负责协调患者出院计划的各个环节，以支持和促进多学科团队的工作。

（三）出院计划实践工具

出院计划实践工具被定义为用于帮助医护人员和患者及其家庭进行决策和沟通的结构工具，包括评估单、任务单、核查单等。出院计划实践工具可有效促进住院患者安全、有效、高效、及时出院，保障以患者为中心的出院和出院后延续性照护。

1. 出院计划评估单　　入院时的出院计划评估工具分为两大类：风险筛查和分级、需求评估。风险筛查和分级工具内容以身体功能状态（日常活动、行走）、年龄、共病、社会支持、自我评定的健康状况、住院时间、入院次数、服药种类和数量较为多见。需求评估工具主要包含身体护理需求、心理护理需求、生活照护需求、医疗服务需求等。

2. 出院计划任务清单　　出院计划任务清单的使用贯穿出院计划执行的整个过程，不同工具使用的时间段有所不同，一些集中在患者住院期间，另一些还涉及出院时和出院后的转介与随访。

3. 出院计划核查内容　　出院时应对患者身体状况、疾病相关知识、药物及医疗辅具的使用、出院信息等进行核查，可以帮助临床护士审查出院计划的完整性，以排除患者潜在出院障碍，促进患者及时、安全出院。出院计划核查内容主要包括疾病相关条目、院外延续服务/照护是否可及、为患者安排/提供的物品是否已发放/准备妥当、患者出院交通是否已安排等内容。

4. 出院计划转介　　转介工具内容多涉及患者的一般信息、医疗信息（出院小结、药物清单、重要检查结果）、健康评估、潜在的医疗和护理问题、下一步护理计划、联系方式等。

5. 出院计划随访　　出院后的随访工具主要用于追踪患者的生理状况、身体功能、心理状况、社会状况及医疗服务使用情况、患者需求的满足情况和后续随访重点。

6. 出院计划质量评估　　质量指标（quality indicator，QI）作为评判护理服务成效、区分优劣水平的量化测评工具，可以客观真实地反映护理服务中存在的问题和不足，进而有针对性地采取措施以不断完善，并能够为决策的制订提供科学依据。急性和亚急性医疗机构出院计划有效实施的重要性，已在很多国家（地区）的卫生政策和临床实践指南中得到体现。国内学者冯向侃从质量评价和管理的视角出发，以"结构—过程—结果"三维质量评价模式为框架构建了适用于我国的老年患者出院计划服务质量评价指标体系，为老年患者出院计划服务质量的评价管理，以及促进老年患者出院计划服务的有效实施和质量的持续提升提供了依据。老年患者出院计划服务质量评价指标体系的过程质量指标包括院内评估、制订计划、院内实施、院内外转介和院外随访评价5个维度共24个条目，所有指标均为正向计分，满分100分，评价得分越高，表明科室实施老年患者出院计划服务的过程质量越好，且为在短时间内即可查检关键质量环节，以促进护理质量不断改进。冯向侃根据老年患者出院计划服务过程质量指标评价标准及标准化分值，自行设计了老年患者出院准备服务过程质量查检表，由查检项目、查检内容、查检结果、得分情况及扣分原因5个部分组成。其中，查检结果分为"完全符合、部分符合、不符合"和"是、否"两种类型，与老年患者出院计划服务过程质量评价标准划分等级相对应，得分情况为根据查检结果给出评价标准中的标准化分值，见附表3-20。

患者出院过程是复杂的，由多个连续步骤组成，出院计划实践工具对出院计划实施有重要推动作用，是出院计划体系发展和实施不可缺少的一部分，后期需要在综合和了解国外出院计划实践工具的基础上，制订和推广适合我国国情和医疗环境的出院计划实践工具，以标准化的工具有效推进出院计划的实施。

二、出院计划高级实践护士的培养

培养主导出院计划的高级实践护士（advanced practice nurse，APN）及建立规范的APN培训体系是医院管理者在临床推行出院计划工作的重要内容。国外主导出院计划的APN护士通常遴选具备研究生学历的注册护士担任，APN在提高患者照护质量、促进护理专业发展、降低医疗成本等方面发挥了重要作用。

（一）美国主导出院计划的APN培养

美国护士协会对APN的培养要求如下：①硕士研究生学历；②全面的健康评估能力；③发现和处理现存或潜在健康问题的能力；④良好的人际关系能力。美国医疗保险和医疗补助服务中心（CMS）指出，出院计划只能由接受过相关培训的高级护士实施。选择实施出院计划的护士时需要考虑以下内容：①具备制订和实施出院计划的必要知识和技能；②具备实施出院计划的经验；③充分了解患者出院时的功能状态及社会状态；④熟悉社区资源等。此外，根据美国护士资格认证中心（American Nurses Credentialing Center，ANCC）的要求，APN的培养要求除了申请者先获得硕士学位和注册护士资格外，还需完成500~2000小时的专科实践。

（二）国内主导出院计划的APN培养

1. 主导出院计划的APN培养条件及方式 2020年，国内学者在美国护士协会对临床护理专家定义的基础上,结合我国护士的整体学历结构和能力水平,把延续护理专科护士操作性定义如下:①已获得本科及以上学历;②掌握延续护理专科知识和技能;③具有延续护理专科丰富的临床实践经验,具备高级护理实践护士相对应的能力,能够为有延续护理需求的患者提供高级护理服务的注册护士。同时完成延续护理专科护理所需要的教育课程且通过专科护士资格认证考试。国内主导出院计划的 APN 培养建议医院在结合以上要求的同时,根据医院护理发展的实际情况,制订适宜的培养方案。APN 培养参照 2019 年广东省护士协会开办延续护理专科护士培训班的招生条件,即本科或以上学历,5 年或以上临床经验。由于延续护理现处在发展阶段,各地发展情况参差不齐,故可对从事延续护理工作年限不作要求。对于 APN 培训课程体系的构建,可参考中华护理学会专科护士培训课程要求,完成出院计划专科护理所需教育培训,一般为 4~8 周理论学习,8 周专科实践培训。

2. 国内 APN 相关培养实践介绍

(1) 四川大学华西医院 APN 培养实践:2015 年,华西医院引入美国的 APN 培养理念,结合医院实际情况,制订了 APN 的培养方案。在 APN 准入资质方面,华西医院采用"新人新办法、老人老办法"的政策,对于新入职的护士,要求具有硕士研究生学历,且有 5 年的工作经验;对于老员工来说,只要具有本科学历(包括全日制本科和自考本科),且有 15 年的工作经验,即可申请 APN 岗位。护理部经过层层选拔后,要对入职 APN 护士开展为期 1 年的系统培训,然后进行综合考核,为合格人员颁发 APN 证书后其方可正式上岗。

(2) 国内主导糖尿病患者的延续护理的 APN 培养实践:孙维禧等构建了基于 App 医院-社区-家庭联动糖尿病患者延续护理方案。方案中包含出院计划护士的纳入标准和开展护士同质化专项培训内容,具体如下。

1) 护理人员的纳入标准(表 3-12)

表 3-12 "医院-社区-家庭"联动的糖尿病患者延续护理团队护理人员纳入标准

一级条目	二级条目	三级条目
护理人员纳入标准	学历	综合医院责任组长:本科及以上学历
		综合医院责任护士:专科及以上学历
		社区护士:专科及以上学历
	职称	综合医院责任组长:主管护师及以上职称
		综合医院责任护士:护师及以上职称
		社区护士:护师及以上职称
	专科工作年限	综合医院责任组长:≥10 年
		综合医院责任护士:≥5 年
		社区护士:≥5 年
	接受糖尿病专科培训	
	获取糖尿病专科护士资质	

续表

一级条目	二级条目	三级条目
护理人员纳入标准	掌握糖尿病相关疾病知识	掌握糖尿病基础知识
		掌握糖尿病治疗及护理方法
		掌握糖尿病并发症的观察与护理方法
		掌握糖尿病患者的自我病情监测指导
		掌握糖尿病患者的心理测量与心理治疗
		对糖尿病相关检查结果有判读能力：血糖、糖化血红蛋白、血脂、尿常规、肝肾功能等
	具备专科临床技能	能正确监测血糖
		能正确使用降血糖药物
		掌握并发症的筛查、预防措施、护理措施
		能正确评估糖尿病患者的健康需求
		能根据患者病情和需求情况制订调整护理干预方案
	具备患者心理支持能力	能有针对性地对糖尿病患者及其家属的心理问题进行干预
	沟通协调能力	能与不同文化社会背景的患者、家属进行有效交流
		能与多学科团队顺畅交流，维持较好的合作关系
		具备与上下级医疗机构沟通协调的能力
		有较高的人文素养
	临床实践能力	有评判性思维能力
		有病情观察评估能力
		有专业动手操作能力
		紧急应变及处理能力
	教学能力	能熟练地对患者及家属进行健康宣教
		责任组长具备实习生的带教及责任护士的教学培训能力
		社区糖尿病专科护士具有传播和同质化培训本院护士专业知识的能力
	护理管理能力	责任组长能识别护理的不足并制订改进策略
		责任组长能监督护理工作的执行情况
		责任组长能评价护理质量和效果
	指导与咨询能力	责任组长能指导责任护士解决有关糖尿病的疑难问题

2）开展护士同质化专项培训内容，包括筛选出培训者、培训对象、培训目标、培训方式、培训内容、考核标准等一级条目6项，以及二级条目30项。具体见表3-13。

表3-13 护士同质化专项培训内容

一级条目	二级条目
培训者	综合医院糖尿病医疗护理专家
培训对象	医院糖尿病专科护士
	社区糖尿病专科护士（传播或同质化培训本院护士）

续表

一级条目	二级条目
培训目标	掌握糖尿病基本概念、病因、病理、临床表现
	掌握糖尿病的治疗及护理方法
	掌握糖尿病并发症患者的临床表现、治疗及护理
	掌握开展糖尿病健康教育的方法、组织与管理
	掌握糖尿病患者常见心理问题及护理技巧
	掌握应用糖尿病App对患者进行延续护理的方法
	掌握"医院-社区-家庭"联动管理模式的运行
	掌握糖尿病专科护士的工作内容、职责、相关实验室检查结果的判读
	掌握糖尿病专科常见的护理操作技术和仪器设备的应用及管理
	能够对糖尿病患者现存及潜在的健康问题进行全面的健康评估，制订计划和进行健康教育
	糖尿病专科护士掌握在同行内开展专科知识培训的技能和方法
培训方式	理论知识培训：共10节课程，每节课程4学时，共计40学时
	实践操作培训：共5节课程，每节课程4学时，共计20学时
培训内容	糖尿病概述、治疗和护理
	糖尿病常见药物的使用方法及注意事项
	糖尿病患者饮食与运动治疗
	糖尿病并发症筛查、预防与护理措施
	糖尿病常见心理问题与护理
	糖尿病患者健康教育和管理
	糖尿病App在延续护理中的应用现状及研究进展
	"医院-社区-家庭"联动管理模式的运行机制
	糖尿病护理临床操作（毛细血管血糖监测、胰岛素规范注射、胰岛素泵、动态血糖仪等仪器的使用）
	糖尿病相关检查指标的判读
	患者发生血糖危急值时的急救培训
考核标准	理论考核≥80分（满分100分）
	实践考核≥80分（满分100分）
	任意一项不通过，根据考核结果再培训

三、临床护士应具备的出院计划知识与技能

在我国医疗模式框架下，护士是与患者接触最密切的医务人员。对于患者的基本信息、家庭社会关系、心理状态、病情及转归等，护士都是第一手资料的获得者。临床护士不仅要为患者提供基础的护理服务，还要充当患者的代言人、教育者、咨询者及与其他医务人员沟通的连接者。如此复杂高效的临床护理工作，对护士能力的全面性和专业性都有严格要求。

（一）临床护士应具备的知识和技能

1. 出院计划目标人群筛选及需求评估 出院计划的主要目标人群包括患者及其照护

者，提倡在入院 24～48 小时内早期完成筛查，临床护士应在患者入院后尽早筛选和识别出院计划高危人群，并对其进行全面评估，识别患者的健康需求，保证出院计划的动态调整。

2. 制订个性化出院计划　临床护士应鼓励患者表达自己的出院需求，与患者和（或）照护者进行面对面对话，鼓励其参与出院计划的制订。组织多学科团队召开个案讨论会，制订个体化出院计划方案，内容主要包括出院时间、出院后治疗和护理方法、用药和健康指导、社会支持方法、出院后医疗资源的获取途径和方式、照护者的照护能力提升、支持和减负方法等，将出院计划内容提供给患者或其照护者并对内容进行确认。

3. 院内出院计划的实施　主要为出院前 1～3 天或出院当天，主导出院计划的护士需根据患者病情、文化程度和理解能力适时进行指导，指导内容包括服药指导、运动处方、照护者培训、出院计划实施人员联络方式等方面的内容。

（1）出院带药服用指导：主要针对错服、漏服、多服或用药依从性差等问题进行用药指导。

（2）开具运动处方：护士需结合个体差异细致列出日常活动恢复的时间，活动的强度、范围及对疾病的影响等。

（3）提供照护者培训：①教会照护者如何识别病情恶化；②发生突发情况时，何时、何地、如何及向谁寻求帮助；③教会照护者转移患者或防患者摔倒的方法、压力性损伤的预防及特殊医疗设备的使用方法等；④说明复诊或检查预约的日期、地点和目的等。

（4）提供出院计划实施人员联络方式：为保证出院计划的有效实施和延续性，出院计划主导护士应在出院前向患者及其照护者提供实施出院计划的医护人员的姓名、职位和联系方式等，必要时建立和应用出院后随访系统或平台。

4. 院外出院计划的延续

（1）电话随访：可以加强健康教育，缓解患者及照护者的焦虑情绪。

（2）家庭访视：如条件允许，临床护士可在患者出院后 7～14 天与病情中度或高度复杂者进行面对面沟通，并延续至出院后 6 个月，随访时间间隔根据病情严重程度或相关指标参数决定。也可由社区护士完成家庭访视，临床护士负责培训社区护士，为其提供远程指导并随时和社区护士进行沟通。

（二）国内临床护士出院计划能力评价工具

责任护士出院计划能力量表（Discharge Planning of Ward Nurses，DPWN）是日本学者根据护士出院计划实施特点研发的专用性量表，该量表用于评估实施出院计划的临床责任护士核心能力水平，测评其在执行出院计划四个既定步骤时的能力，条目内容简洁易理解，相关文献已证实其良好的信效度。2020 年由李古月引入我国并结合我国国情进行本土修订形成中文版责任护士出院计划能力量表（DPWN-CHI）。DPWN-CHI 包含 4 个维度，教授家庭护理技能（5 个条目）、发现潜在需求（7 个条目）、介绍社会资源（4 个条目）和识别期望并达成共识（8 个条目），共计 24 个条目。采用 Likert 6 级评分，1 分=完全做不到；2 分=有可能做到；3 分=做不到的多；4 分=做到的多；5 分=基本能做到；6 分=全部能做到，调查对象根据自己的适用程度和发生频率进行自评打分，总分 24～144 分，得分越高，表明护士的出院计划能力越强。该量表的 Cronbach's α 系数为 0.97，内容效度指数为 0.83。

四、医院与院外相关机构的联动

随着我国分级诊疗制度持续推进，患者平均住院时长日益缩短，出院照护需求更为明显。另外，在国家"健康中国"政策的指引下，国内的照护模式逐渐从以疾病为主的照护转变为以人为本的整合照护，从以医院、家庭、社区、机构为主的单一照护模式逐渐转为多元联动照护模式。出院计划的实施需要多元联动照护系统的支撑，需综合应用家庭、基层医疗机构、社区卫生服务中心、康复医疗机构、中长期照护机构等社会资源，以期患者能够实现在医院、社区、照护机构与家庭之间的信息共享、专科诊治、延续照护，从而保证患者照护信息的转出和出院后照护的衔接，降低患者出院后不良结果的发生率。

（一）医院

作为重要的医疗技术支持者，医院主要负责患者的诊断、住院照护，以及对社区、机构、家庭相关人员进行专业知识的培训指导，应充分发挥大型综合性医院的医疗优势和地域优势。另外，随着目前专科护理的不断发展，医院内专科护士不仅要为患者提供优质护理，还应对实施出院计划服务的患者及其家属进行出院指导，并与社区人员进行交接，定期对社区、家庭、养老机构进行照护培训，并根据反馈结果进行总结，注重加强医院之间的协作，高效分配有限的医疗资源。在出院计划服务中，应落实分级诊疗制度，充分利用医联体模式、签约家庭医生等加强二级、三级医院之间患者信息的对接，以及综合医院专家团队与社区及县级医院全科医生间的信息联动。为保证出院计划的可持续性，在此过程中可参考以下几点。

（1）在将入院、药物管理变更（包括添加/删除）和随访安排的详细信息传达给患者指定的负责其持续护理的医疗保健提供者之前，患者不得离开医院。

（2）在离开医院时，应为每个患者提供相关信息，如药物管理记录、护理留置装置（如血管内导管或导尿管）的感染预防控制措施的详细信息等（出院、转院时必要的信息详见本节第五部分）。①与患者沟通出院药物清单和所有变更；②医院与基层和社区健康服务提供者确认患者已离开医院，需要开始提供服务；③以适当的语言，口头和书面形式向服务对象和护理人员/家庭提供以下信息和教育：持续的健康管理和健康促进，包括护理留置装置的感染预防控制措施，如血管内导管或导尿管；患者出院后联系人，能回答问题并解决问题；药物管理；辅助设备和用具的使用；随访预约；初级护理服务和社区服务预约；可能出现的并发症和警告信号；何时可以恢复正常活动。

（二）社区卫生服务中心

社区卫生服务中心近年来的发展得到了社会和相关医疗部门的重视，其完善了社区全科医生、护士和相关设备配置，这也在一定程度上为社区护理的开展提供了条件。社区卫生服务中心对接网络信息化平台，可以对社区患者健康电子档案进行管理，保证了患者信息和延续护理方案可以得到及时调整和更新，也有利于多学科延续护理团队动态掌握患者的康复情况；社区卫生服务中心通过信息化平台与多学科延续护理团队对接信息，定期开展疾病早期筛查、家庭随访、康复项目、护理指导工作，增强了延续护理的规范性和协调性;当患者照护地点变更时,社区卫生服务中心通过信息化平台将患者的延续护理方案从社区卫生服务中心转到护理院或家庭护理,提高了延续护理的连贯性。

(三)家庭

家庭护理是我国较为主流的照护认知,也最符合中老年人的心理。因其有家属/照护人的陪同,在熟悉的环境中,可以最大限度缓解患者的焦虑、失能无助感,给予患者心理支持,同时家庭护理可以减轻患者经济压力,提高患者生活满意度。在此过程中可参考以下几点。

(1)对于拟返家者,应联系家属以确认出院日期/时间,确认患者回家后的主要照护者人选的相关安排、主要照护者照护技巧、医疗辅助器械的准备情况及相关社区资源的介绍(居家护理、日间照护等)。

(2)针对患者家庭氧疗护理、功能锻炼等护理需求,通过信息化平台与多学科护理团队和社区卫生服务中心对接。

(3)鼓励家属参与到延续护理中,为患者营造温馨的生活环境,成为生活中的支持系统,引导家庭照护者定期参加社区组织的护理培训,包括讲座和视频学习等内容,提高患者及其家庭对于疾病的认识,提高疾病自我管理能力和照护能力。

(4)对于专业化的护理服务项目,当社区卫生服务中心无法完成时,可以在信息化平台线上预约上门护理服务项目,节约家庭照护的投入成本。

(四)专业化照护机构

我国现有照护机构大多为提供日常生活照料的照护机构,医疗照护水平相对较低,构建医养结合的照护机构逐渐成为发展趋势。在养老机构的基础上建立专业性的照护机构,组建专业的照护团队,负责与医院和社区对接,以适应当代社会家庭功能不断弱化的现状。专业性的照护机构应破除传统养老机构的人员构成弊端,转变照护人员老龄化现状,提高薪酬待遇,吸引新鲜力量注入老年失智症患者照护等工作中,构建统一的最低入职标准,并根据照护人员的学历及期望,双向培养照护人才,减轻专业护理人员的照护压力,弥补护理员的非专业性缺口。

目前,转介实施情况存在显著地域差异,北美、欧洲一些发达国家的转介服务体系发展较好,已形成适合各自医疗体系特点的转介模式。一些发展中国家也在探索以医院和社区为基础的转介服务体系,主要有基于电子病历管理(Electronic Medical Record,EMR)系统的转介服务体系、基于互联网平台的转介服务体系、基于慢性病护理模式(Chronic Care Model,CCM)的转介服务体系和以医院和社区为主的转介服务体系。

五、出院、转院时必要信息的提供

随着社会老龄化加剧,高龄和慢性共病患者因再入院率高,接受来自不同医疗卫生机构的许多卫生专业人员的护理,并在各机构及家庭之间转移,护理服务及相关信息容易中断。缺乏信息可能会导致患者对其医疗保健提供者和医院的信任度降低。而出院、转院时的信息沟通可以促进患者关键信息在不同机构与个人之间的准确传递。提供必要信息可为转介机构和患者及其家属提供重要信息支持，可减少患者不良结局的发生和医疗资源的浪费，显著改善出院时护理的连续性，改善患者过渡期护理服务体验，促进医疗机构的良性运转。但是，在目前的临床实践中，往往没有足够的资源保证患者在住院期间和出院时获得信息的质量和完整性，从而导致一系列负面后果。

出院、转院时应提供的信息包括但不限于以下几类。

（一）出院总结

标准化、结构化的出院总结可提高患者及照护者对疾病的了解程度，改善患者的过渡质量和出院结局。

（二）用药信息

药物治疗最新信息未及时更新与准确传递被认为是护理过渡期间导致用药错误的主要原因。而通过用药信息的准确传递，可优化药物结构，减少药物不良反应，降低药物不良事件发生率，降低患者再入院率和急诊入院率。患者和护理人员必须了解治疗方案的原理，学会如何服用新药。

药物清单应包含患者出院后继续服用的所有药物完整而全面的列表，应提供有关药物服用的关键信息，包括用途、剂量、浓度、时间、用法，按时、按量服药的重要性，以及配伍禁忌、储存条件、替代药物、特殊药物用药监测等。在可能的情况下，列出住院期间停用的任何入院前药物，概述停用的原因。对于清单中没有的药物，确认是否被停用或被遗漏。

（三）提供联系方式

为保证出院计划的有效实施和延续性，应在出院前向患者及照护者提供实施出院计划的医护人员的姓名、职位和联系方式等，必要时建立和应用出院后随访系统或平台。

（四）随访预约和随访计划

出院后需院外连续治疗、痊愈和按期复诊的患者均在随访范围内，需主动为患者安排后续预约，告知患者出院后复查的时间、地点、随访方式（电话随诊、接受咨询、上门随诊、网络随诊等）及随访内容。

（五）患者治疗目标及偏好

在疾病治疗中，患者关心的是医疗保健的诸多过程，包括等待时间、治疗地点、治疗方案和给药方式等，而不仅仅是健康结果。患者的治疗偏好是其治疗综合价值观的体现，与疾病治疗效果、治疗成本效果一样，同属于临床证据。

（六）转介机构信息

对于拟转入其他机构接受照护者，应提供相关机构的信息（包括所能提供的服务及收费标准等）及向接收机构提供患者相关资料，有效协助衔接患者的照护资料，以方便进行后续照护。

（七）健康教育

患者的出院准备度可通过有效的健康教育与高质量的出院指导而提高，尤其是针对文化水平较低、年龄较大且理解能力较差的患者。健康指导是一种训练策略，鼓励患者从被动状态过渡到主动状态，从而改善生理和心理社会指标。在出院计划过程中，应对患者进行个性化的健康指导宣教，帮助患者提高对疾病相关知识的认知，了解疾病自我管理、康复锻炼的重要性，保证患者了解并发症且能够识别及处理危险信号。

选择正确的指导方式能有效提高出院指导质量。目前健康指导仍有较大改进空间，护理人员应思考如何对出院计划服务进行优化。例如，采用与患者面对面沟通和分享健康教育纸质资料的方式能加深患者对指导内容的印象，路径化、分阶段指导是提高出院指导的有效方式。采取多样化健康教育措施，如多学科团队协作、思维导图的引入、多媒体信息技术的介入、多种出院后医患沟通渠道等可有效提高健康指导的质量。

此外，在提供患者出院、转院信息时，可参考我国汪晖等学者编制的患者出院转介单（见附表3-14）。

附1 出院计划评估

附表3-1 出院准备计划评估表

结构	否	是	备注
医院管理层的支持			
出院准备服务的组织框架			
确立出院准备服务流程			
制订转接流程			
界定各专业角色功能（至少包括医生、护理人员及护工）			
出院准备服务执行者的特殊训练			
患者与家属共同参与计划的设计			
出院准备服务质量监测计划			
过程	否	是	备注
一、评估时间、人员与工具			
1. 评估时间			
开始时间（入院后24小时内）			
明确评估完成时间			
2. 评估者由专人负责			
3. 评估工具			
结构性评估工具			
病历上有各专业评估与计划的书写位置			

续表

二、评估内容			
1. 患者方面			
（1）基本资料			
年龄			
婚姻状况			
主要照顾者			
居住状况			
社会问题（经济状况、社会资源是否充足）			
（2）出院后续照护的相关因素			
此次住院疾病诊断			
过去相关病史			
入院前疾病情况			
入院前医疗依存性			
意识状态			
认知状态			
日常生活活动能力			
特殊医疗或护理需求			
怀疑是虐待或照顾不当			
2. 照顾者方面			
照护动机			
对疾病的认知			
照护技巧			
健康状况			
照护资源			
家庭的压力与应对			
家庭功能			
三、评估结果			
1. 界定高危人群			
2. 界定患者需要的照护资源（包括院内、院外）			
四、计划与执行			
1. 工作小组有固定时间讨论计划执行的相关事项			
2. 建立资源网络（包括医院、社区及各机构）			
3. 使用结构化的转介表单			
结果			

	否	是	备注
1. 患者结果的监测			
再入院、入急诊的追踪			
患者及家属对出院准备服务的满意度			

			续表
2. 专业人员			
专业人员的参与度/满意度			
3. 转介			
转介资源的适宜性			
转介的时效性			
机构间的联系与回馈通道			
4. 其他（可简单叙述）			

附表 3-2　老年患者出院计划全面评估表

基本信息

居住方式	□独居 □与配偶/子女同住 □与亲戚/朋友同住 □居住于养老院/疗养院 □其他	居住环境	居住地区	□城市　□乡镇　□农村
			居住楼层	1.____层　2. 电梯：□有　□无
			安全保障因素（多选）	防跌倒、坠床：□走廊扶手　□床栏/床挡 　　　　　　　　□防滑处理　□走廊通畅 应急设施：□急救药品　□呼救设备 其他：_____
			保暖/降温设施	□无　□空调　□集中供暖　□电取暖 □煤炉　□风扇　□其他
			卫生间	类型：□坐厕　□蹲厕　□公共厕所 　　　□土厕　□其他　□距离卧室____米
经济状况	医疗支付方式		□职工医保　□城镇医保　□新农合　□商业医保 □公费医疗　□自费医疗　□其他_____
	收入来源		□工资/退休金　□子女赡养　□亲友补给　□政府补贴　□其他____
	收入状况		1. 月收入____元　2. 医疗花费____元/月　3. 经济压力：□有　□无

健康状况

现患疾病	主要诊断：	高危因素	□吸烟（支/天）　　　　□酗酒（酒__毫升/天） □药物依赖　　　　　　□失眠（睡眠时间__小时/天） □肥胖（BMI≥28kg/m²）□营养不良（BMI<18.5kg/m²） □静坐少动　　　　　　□家族遗传史 □不良饮食嗜好　　　　□其他_____
	合并疾病： □有（种类：___种　名称___） □无		
	病程：_____个月		
	主要症状：		
既往史			

躯体功能状况

躯体生活自理能力（PSMS）评分：

		完全自理	需要部分帮助	需要极大帮助	完全依赖
日常生活活动能力（ADL）	如厕	□	□	□	□
	进食	□	□	□	□
	穿衣	□	□	□	□
	修饰	□	□	□	□
	行走	□	□	□	□
	洗澡	□	□	□	□

续表

		完全自理	需要部分帮助	需要极大帮助	完全依赖
工具性日常生活活动能力（IADL）	外出购物	□	□	□	□
	服药管理	□	□	□	□
	使用电话	□	□	□	□
	准备饭菜	□	□	□	□
	整理家务	□	□	□	□
	清洗衣物	□	□	□	□
	乘车出行	□	□	□	□
	自理财务	□	□	□	□

疼痛	□无 □有 部位：_____；程度：视觉模拟评分（VAS）_____分 性质_____
辅助工具	□无 □助听器 □义齿 □义肢 □拐杖 □轮椅 □助行器 □其他

精神心理状况

情绪状态	□正常 □紧张 □焦虑 □抑郁 □恐惧 □绝望 □愤怒
精神状况	□正常 □记忆障碍 □定向力障碍（□时间 □地点 □人物 □自我） □幻觉（□幻视 □幻听 □幻触 □其他） □妄想 □异食行为 □不清洁行为 □抗拒护理 □其他

医疗管理

用药途径	□口服 □静脉注射 □肌内注射 □皮下注射 □外用搽剂 □直肠给药 □其他_____

		自行管理	家属管理	其他
监测性医疗措施	□血糖监测	□	□	□
	□呼吸监测	□	□	□
	□血压监测	□	□	□
	□心率监测	□	□	□
	□其他监测	□	□	□

		自行管理	家属管理	其他
治疗性医疗措施	□伤口/压疮护理	□	□	□
	□氧疗	□	□	□
	□腹膜透析	□	□	□
	□康复运动锻炼	□	□	□
	□鼻饲	□	□	□
	□导尿管护理	□	□	□
	□造瘘口护理	□	□	□
	□辅助排痰	□	□	□
	□其他	□	□	□

支持状况

照护支持	1. 主要照护者	□无 □配偶 □子女 □亲戚/朋友 □保姆 □医护人员 □其他_____
	2. 照护时间	□1~4小时 □5~8小时 □8小时以上
	3. 照护困难因素	□缺乏日间（夜间）照护 □照护者缺乏照护知识/技能 □照护者照护意愿低 □照护者自评健康状况差 □照护者年龄＞60岁 □无照护替换者 □其他

续表

医疗支持	1. 必要的医疗设备	□有　□无
	2. 经常就诊的医生	□有（□社区卫生服务站　□医院　□其他____）□无
	3. 定期家庭访视	□有（_____个月1次）　　　□无
	4. 护理支持	□老年日间照料中心　□社区居家护理　□其他____　□无

评估者：_____　评估用时：_____分钟

附2　出院计划执行评价

附表3-3　经皮冠状动脉介入治疗术后患者出院计划执行表

姓名：		性别：		住院号：		
入院时间：				计划出院时间：		
计划出院场所：				实际出院时间：		
出院计划内容			执行日期	执行效果		备注
				好	中	差

			形成动机、建立目标			
评估+计划		基线资料收集				
		出院需求评估				
		形成能力、提供机会、强化动机				
计划实施	健康促进能力	合理膳食指导				
		戒烟限酒指导				
		休息活动指导				
		规范用药指导				
		病情监测要点				
		疾病知识、并发症指导				
		急救常识				
		相关康复指导				
	医疗及社会支持	环境评估、指导				
		照护者如何照护				
		定期复查和检查项目				
		联系转介机构				
	自身动机	心理指导				
		情绪管理				
		出院整理				
		不断强化能力、机会、动机，促进形成行为				
随访执行+评价	随访时间	出院后1周				
		出院后2周				
		出院后3周				
		出院后6周				
		出院后8周				
		出院后10周				
		出院后1个月				
		出院后3个月				

附表 3-4　慢性心力衰竭患者出院计划核对单

| 编号： | 姓名： | 住院号： | 填表日期： |

在患者出院前 24 小时使用出院计划核对单：

项目	是	否	备注
1. 一般条目			
患者与家属已接到出院通知			
还有较多的医疗干预在实施			
已向家属交代患者目前的需求			
出院计划相关文档已书写完成			
2. 疾病相关条目			
睡眠改善			
心累气紧改善			
食欲改善			
腹水得到控制			
疼痛减轻			
高血压得到控制			
脑利尿钠肽（BNP）水平下降			
3. 健康教育			
发放健康教育手册			
治疗与依从性教育			
自我护理健康教育			
症状管理健康教育			
已完成药物指导			
家庭氧疗			
4. 自我护理行为养成			
限盐限水			
体重监测			
体力活动			
戒烟			
戒酒			
5. 随访安排			
6. 转介安排			

附表 3-5　出院计划实施评估单

姓名：	住院号：
实施目标	完成情况
1. 呼吸功能锻炼	1. 呼吸功能锻炼
2. 运动锻炼	2. 运动锻炼
3. 症状管理	3. 症状管理
4. 其他	4. 其他
存在问题：	

附3 出院计划书

附表 3-6 康复治疗实施计划书（日本）

住院号　　　　患者姓名　　　　男/女	出生日期　　年　月　日
	公历　　年　月　日
诊断：	预防复发的理解、支持和指导的必要性
发病日期：　　　　手术日期：	"自测脉搏" □可以　□需要指导
治疗内容（手术方式）：	"家庭血压/体重测量"□正在实施 □需要支持
并发症：	"适合自己的运动" □明白 □正在练习 □需要支持
冠状动脉危险因素（既往）： □高血压　□血脂异常　□糖尿病 □吸烟　　□肥胖　　□高尿酸血症 □慢性肾脏病（CKD）□家族史 □心绞痛　□陈旧性心肌梗死 □其他（　　　　　　　）	"适当的饮食和摄入量" □明白　　□正在练习　　□需要支持 "正确服药" □明白　　□练习不要忘记服药 □需要支持 "药物管理" □自己　　□家庭（　　　）□其他（　　　）
标准体重：　　　kg 目标血压：　　/　　　mmHg 现在的体重：　　kg BMI（18.5～24.9）　　　kg/m² 现在的血压（或家庭血压）： 　　/　　　mmHg	"自身疾病" □没有焦虑　□有焦虑 "日常生活活动/重返工作岗位" □没有焦虑　□有焦虑 "休闲/社交活动" □了解　□实践中　□需要支持
血液检查结果 □HbA1c（低于 6.5%）　　　% □低密度脂蛋白胆固醇（低于100mg/dl）　　mg/dl □高密度脂蛋白胆固醇（40mg/dl 或更高）　　mg/dl □甘油三酯（TG：150mg/dl 以下）　　mg/dl □BNP　　　pg/ml □其他（　　　　）	"睡眠" □好　　□差（睡眠障碍、半醒等） "烟草" □不吸烟 □被动吸烟 □吸烟（　　盒）□需要支持 "症状出现时的处理方法" □了解　　　□需要指导 "_____" □（　　　　）□（　　　　） "_____" □（　　　　）□（　　　　）
心功能： 左室射血分数（LVEF）[正常/下降]　　% 其他发现（　　　　　　　）	预防复发的多学科举措 （勾选需要帮助、指导的项目） □ "关于运动/日常生活活动" 联系人/工作类型： □呼吸训练　□伸展运动　□增强肌力 □ADL训练 □步行 □自行车 □其他（　　　）
ADL □轮椅[独立、他人操作] □辅助行走　□借助拐杖行走 □室内步行　□室外步行 □其他（　　　　　　　）	□ "关于用餐" 联系人/工作类型：_____ 评论（　　　　　　　　　　　　　） □ "关于药物" 联系人/工作类型：_____ 评论（　　　　　　　　　　　　　）
环境：□独居　□同居（　　　） 家庭合作系统[有/无] □独立式住宅[平房/2 层及以上] □多层住宅：居住楼层（　　），电梯[有/无] □其他（　　　　　　　）	□ "关于_____" 联系人/工作类型： 评论（　　　　　　　　　　　　　）

续表

回归社会： □无业　□家务　□停职中 □病退　　□计划退休 □转职　　□计划转职 □发病后调换岗位　□返回现职 职业/工作内容/通勤方法等 （　　　　　　　　　　　　）	□"关于_____" 联系人/工作类型：_____ 评论（　　　　　　　　　　　　　）
本人/家人希望和康复的目标	关于未来继续运动疗法 □在本院　□在家里　□在其他机构（　　　）
预防复发、维持健康的目标 □了解疾病　　□增强体力 □膳食管理　　□口服给药 □养成运动习惯　□不吸烟 □其他（　　　）	关于之后的检查内容、频率等 （　　　　　　　　　　　　　　　　）
运动负荷试验结果（运动处方） 运动耐受能力[良好/下降] 健康人的____%：____代谢当量（MET） 运动处方（脉搏、血压）： ____次/分　/　____mmHg 自行车____W____分钟____次/周 步行____km/h____分钟____次/周 其他注意事项（　　　　　　）	本人/家属姓名 医师：_____　物理治疗师：_____ 护士：_____　其他职业：_____

附表3-7　综合支持计划（日本）

第1个月、第2个月、第3个月、第4个月、第5个月、第6个月（请用"○"将相应的项目圈出来）

姓名		出生日期：　　年　　月　　日（　　岁）	性别	男 / 女

（1）疾病名称
主要精神障碍：　　　　　　　　次级精神障碍：
身体并发症：

（2）近期住院情况
最近住院日：　　年　　月　　日　　出院日：　　年　　月　　日　　住院期间：　　年　　月
住院形式：□自愿　□医疗保障　□措施（包括紧急措施）□紧急　□医学观察法
出院时功能大体评定量表得分（GAF）（　　　）
去医院困难的原因（　　　　　　　　　　　　　　　　　　　　　　　　）

（3）目前的身体状况、影像资料等（说明本人的主诉和医务人员的评价）

本人	
医疗专业人员	

（4）处方内容

（5）生活能力状况
1. 现在的生活环境
□独居　□与家人同住　□入住机构（机构名称：　　　　　）□其他（　　　　）
家庭合作系统[有/无]

续表

2. 日常生活活动能力

床上活动	□独立	□仅协助准备工作	□看护	□部分协助	□广泛协助	□最大协助	□完全依赖
转移	□独立	□仅协助准备工作	□看护	□部分协助	□广泛协助	□最大协助	□完全依赖
用餐	□独立	□仅协助准备工作	□看护	□部分协助	□广泛协助	□最大协助	□完全依赖
上卫生间	□独立	□仅协助准备工作	□看护	□部分协助	□广泛协助	□最大协助	□完全依赖
洗澡	□独立	□仅协助准备工作	□看护	□部分协助	□广泛协助	□最大协助	□完全依赖
穿脱衣服	□独立	□仅协助准备工作	□看护	□部分协助	□广泛协助	□最大协助	□完全依赖

◎与上个月相比，[改善/不变/恶化]

3. 日常生活活动能力判断

适当的饮食摄入量	□自理	□部分协助	□最大协助
保持个人清洁，规律生活	□自理	□部分协助	□最大协助
资金管理	□自理	□部分协助	□最大协助
购物	□自理	□部分协助	□最大协助
用药管理	□自理	□部分协助	□最大协助
人际关系	□自理	□部分协助	□最大协助
维护人身安全，危机应对	□自理	□部分协助	□最大协助
社会程序和公共设施的使用	□自理	□部分协助	□最大协助
兴趣爱好/娱乐	□自理	□部分协助	□最大协助
交通工具的使用	□自理	□部分协助	□最大协助

◎与上个月相比，[改进/不变/恶化]

（6）各种服务的使用（制订支援计划时）

精神障碍保健福利手册（□1级 □2级 □3级 □申请中 □不适用 □无申请）

残疾抚恤金　　　　（□1级 □2级 □3级 □申请中 □不适用 □无申请）

残疾程度/支持类别

（□第1类 □第2类 □第3类 □第4类 □第5类 □第6类 □申请中 □不适用 □无申请）

需要护理认证

（□需要帮助1□需要帮助2□需要护理1□需要护理2□需要护理3□需要护理4□需要护理5 □申请中□不适用□无申请）

是否使用《残疾人综合支援法》等规定的各种服务 □是 □否

（7）预防复发和保持健康的目标（1个月后）

□了解疾病 □增强体力 □饮食管理 □口服给药 □日常生活管理 □爱好和娱乐的兴趣

□工作/学校 □其他（　　　　　　　　　）

（8）未来需要的收入来源

□不需要 □工作 □家庭援助 □伤残抚恤金 □基本养老金 □生活保障

□其他（　　　　　　　　　　　　　　　　　　　）

（9）未来需要的各种服务

1. 精神科医疗

□精神科门诊（本院/其他医院） □精神科日间看护

□精神科日间/夜间看护　　　　□精神科夜间看护

2.《残疾人综合支援法》等规定的服务

□重度家访护理[　　次/周] □行为支持[　　次/周] □共同生活援助[　　次/周]

□长期护理[　　次/周]　　　　　　　　　　　　　□居家护理（家务助理）[　　次/周]

□社区活动支援中心[　　次/周]　　　　　　　　　□健康中心就诊[　　次/周]

□其他服务（　　　　　　　）[　　次/周]

3. 其他（　　　　　　　　　　　　　　　）

续表

(10)需联合的相关机构
□保健中心 □精神健康福利中心 □市町村 □咨询支援室 □居家护理支援室 □其他( )
(11)过去一个月内个人/家庭的希望和康复目标
(12)预计访问日期 □"访问治疗"[负责人] 访问日期： 月 日( )、 月 日( )、 月 日( )、 月 日( )、 月 日( ) □"精神病访问护理,精神病访问护理和指导" 访问日期： 月 日( )[负责人]、月 日( )[负责人]、月 日( )[负责人] 月 日( )[负责人]、月 日( )[负责人]、月 日( )[负责人] 月 日( )[负责人]、月 日( )[负责人]、月 日( )[负责人] 月 日( )[负责人]、月 日( )[负责人]、月 日( )[负责人]
(13)为实现(7)~(11)的具体支持计划 □"关于疾病的症状/药物" 负责人/职位 支持计划( ) □"关于护理" 负责人/职位 支持计划( ) □"关于恢复社会生活功能" 负责人/职位 支持计划( ) □"关于社会资源" 负责人/职位 支持计划( ) □"应提供的其他支持" 负责人/职位 支持计划( )
本人/家人姓名： 医生： 护士： 作业治疗师： 心理健康和福利工作者： 其他相关职位：
医疗机构所在地： 医疗主管部门名称： 名称： 医生姓名（签名或印章） 电话号码： 紧急电话号码：

附表 3-8 康复治疗实施计划书（日本）

患者姓名		男/女	年龄(岁)		计划评估实施日期 年 月 日	
主治医生		运动疗法康复师（PT）		作业疗法康复师（OT）		语言疗法康复师（ST）
	原发疾病（发病/受伤日）			合并症/稳定状态（高血压、心脏病、糖尿病等）		
	评价项目/内容（在冒号后记录具体内容）					
身心功能与结构	□意识障碍： □痴呆 □中枢性麻痹： （分期） 右上肢： 右手指： 右下肢： 　　　　　左上肢： 左手指： 左下肢： □肌无力[部位，徒手肌力检查（MMT）：]			□失行/失认： □失声/说话障碍 （□构音障碍 □失语症：种类 ） □进食功能障碍： □排泄功能障碍： □肌肉挛缩：		

续表

身心功能与结构	基本动作	保持站立（辅助器具：　　　　　） □独立　□部分帮助　□完全帮助 双杠内步行（辅助器具：　　　　　） □独立　□部分帮助　□完全帮助 训练室内步行（辅助器具：　　　　　） □独立　□部分帮助　□完全帮助						□压疮 □直立性低血压：				
活动	自理能力　　　　　日常生活活动能力等	日常生活（病房）实施情况：正在做的"活动"						训练时能力：能做的"活动"				
		自己	需要看护	部分帮助	完全帮助	不能完成	使用手杖/辅助器具姿势/场所帮助内容等	自己	需要看护	部分帮助	完全帮助	不能完成	使用手杖/辅助器具姿势/场所帮助内容等
	室外步行 步行到病房厕所 坐轮椅到病房厕所 床椅转移												
	保持坐姿 起床												
	排尿（白天） 排尿（晚上）												
	进食 修饰												
	更衣 使用工具/入浴时鞋子的穿脱												
	沟通交流												
	活动度　白天卧床：□无　□有（时间：　　　　　原因　　　　　　　　　　　　） 　　　　白天坐位：□椅子　□轮椅　□床上　□以上都有												

参加	职业（含家庭主妇、学生） （工种、行业、工作内容）	社会参与（内容、频度等，包括发病前状况）

目标		本人的期望：
		家属的期望：

方针		康复结束的标准/时间

对本人/家属的说明（　　　）年　月　日	本人签名		家属签名		说明者签名	

附表 3-9　出院支援计划书（日本）

患者姓名＿＿＿＿	住院日：　年　月　日 计划日：　年　月　日 变更日：　年　月　日
病房	
疾病名称	
患者以外的咨询者	家属、其他相关人员（　　　　）
出院支持计划实施人员姓名	
出院困难的原因	
与出院相关的问题	
出院目标设定、支持期、支持概要	
预计的出院目的地	
预计出院后使用的社会福利服务等	
预计出院后使用的社会福利服务人员	

注：内容是目前可以考虑到的内容，可能根据今后状态的变化而变化。

病房出院支持计划负责人（签名或印章）＿＿＿＿＿＿＿＿＿＿

出院协调部门出院支持计划负责人（签名或印章）＿＿＿＿＿＿＿＿＿＿

本人签名＿＿＿＿＿＿＿＿＿＿＿＿＿＿

附 4　出院计划转介

附表 3-10　南京某三甲医院"出院准备"医务社会工作服务转介需求评定表

一、基本信息

姓名		性别		年龄	
联系方式		身份证号			
居住地	区（县）	街道（镇）	社区（村）		
婚姻状况		居住情况	□与配偶（子女）同住　□独居　□孤寡		
主要家庭成员	家庭成员姓名		关系		联系电话

二、评估结果

日常生活活动能力评分	
精神状态与社会参与能力评分	
感知觉与沟通能力评分	
老年综合征罹患情况	
护理需求等级评定	
特殊照顾需求	

续表

三、服务建议	
多学科团队建议	
医务社会工作者建议	□家庭照护 □居家服务 □社区护理站 □养老护理院 □定期随诊 □电话回访 □其他
患者（家属）是否同意转介	签名：
转介结果	

附表3-11　南京某三甲医院"出院准备"医务社会工作服务转介需求表

姓名		性别	□男 □女	出生日期	年 月 日	民族	
住院号							
身份证号				联系电话			
是否有主要照顾者			主要照顾者姓名				
主要照顾者对患者的照顾频次		与患者关系		□子女　□配偶　□父母 □兄弟姐妹　□祖父母　□其他			
家庭人口		其中与本人共同生活居住的成员：		人	家庭年收入		元
户籍所在地		区　街道　社区		家庭住址	区　街道　社区		
婚姻状况		□未婚 □已婚 □离异 □丧偶		职业	□就业 □未就业 □务农 □退休		
文化程度		□文盲 □小学 □初中 □高中（中专）□大学（专）□大学以上					
主要生活来源		□个人所得 □家庭供养 □不定期社会救助 □享受最低生活保障 □享受五保供养（农村） □社会供养					
医疗保障情况		□享受城镇职工基本医疗保险　□享受新型农村合作医疗 □得到医疗、康复救助　□有其他医疗保险　□费用完全自理					
入住医疗机构			入住医疗机构等级		□一级 □二级 □三级		
护理评估及需求		□基本自理　□半失能　□全失能 □失智延续性护理需求（包括院外护理需要的敷料）：					
多学科团队建议							
个人护理愿望		□受到护理照料　□能够户外活动　□看书、看报、看电视　□学习技能 □生活愉快　□得到安养　□得到经济资助（可复选）					
转诊交通需求		□接收机构派车接送　□第三方转运　□自行前往					
辅具需求		□沐浴/如厕用具类　□步行活动类　□轮椅类 □移转位与翻身类　□沟通与警示辅具 □其他辅具：个案是否有辅具使用上的问题□没有　□有					
转介需求确认		我　同意/不同意　接受转介服务。　签名：					
接收机构类别		□地区医院　□社区医院　□康复机构　□养护机构 □日间照料中心　□居家护理　□回家疗养					
备注							
医务社会工作者（调查人）：							
联系电话：				填表日期：　年　月　日			

附表 3-12 南京某三甲医院"出院准备"医务社会工作服务转介接收表

姓名		性别		年龄	
科别			住院号		
联系人			联系电话		
出院诊断					
患者（家属）意见： 签名： 日期：			医务社会工作者意见： 签名： 日期：		
接收机构			签名： 日期：		

附表 3-13 慢性心力衰竭患者出院计划转介单

编号：_____ 姓名：_____ 住院号：_____ 填表日期：_____

一、一般资料

1. 身高：_____ 2. 体重：_____
3. 住址：_____
4. 联系电话：_____ 5. 照护者电话：_____

二、住院诊治情况

1. 入院时间：_____ 2. 出院时间：_____ 3. 住院天数：_____
4. 主治医生姓名：_____ 5. 责任护士姓名：_____
6. 入院诊断：_____
7. 过敏史：□无；□有_____
8. 住院期间用药情况：
①□口服药　□利尿药　□ACEI/ARB　□β受体阻滞剂　□洋地黄制剂
□醛固酮拮抗剂　□其他：_____
②静脉用药：_____

三、出院情况

1. BNP：_____ fmol/ml　2. Barthel 指数：_____
3. 心功能分级：□Ⅱ级　　□Ⅲ级　　□Ⅳ级
4. 水肿程度：□无　□轻度　□中度　□重度
5. 腹水：_____
6. 原发疾病：□冠心病　□瓣膜病　□心肌病　□高血压　□心包疾病　□其他
7. 合并症：□心律失常　□高血压　□糖尿病　□肾功能不全　□COPD
　　　　　□高脂血症　□贫血　□其他
8. 出院诊断
①主要诊断：_____
②次要诊断：_____
9. 主要护理问题：_____

续表

10. 出院带药

药物	用法	剂量	备注

11. 出院前完成的健康教育

健康教育项目	实施日期	实施效果 好	实施效果 中	实施效果 差	备注
疾病知识		□	□	□	
用药指导		□	□	□	
康复指导		□	□	□	
生活方式指导		□	□	□	
危险因素控制		□	□	□	
心理干预		□	□	□	
病情监测		□	□	□	
急救常识		□	□	□	

12. 随访建议：_____
_____

附表 3-14 患者出院转介单

1. 基本信息	患者姓名		住院号		性别
	年龄		出院日期		住院天数
	出院诊断		出院目的地		
	常住地址				
	本人联系方式		照护者与患者关系/联系方式		
2. 主要护理评估结果	①功能状态：ADL 方面 □轻度依赖 □中度依赖 □重度依赖 　　　　　　　IADL 方面 □功能下降 ②认知功能：□正常 □受损 ③行为状态：□抑制性 □兴奋性 □其他（　　　　） ④沟通功能：听力方面 □正常 □受损 　　　　　　视力方面 □正常 □受损 　　　　　　语言方面 □正常 □失语 ⑤营养：□正常 □不良（体重指数_____） ⑥皮肤：□完好 □造口 □受损（具体情况_____） ⑦疼痛：□无 □有（疼痛评分_____） ⑧管路：□无 □有（具体情况_____） ⑨其他：					

续表

3.当前存在的主要护理问题,下一步护理计划与措施	当前存在的主要护理问题		下一步护理计划与措施	
4. 康复措施指导				
5. 药物管理表	药物名称	剂量和途径	服药时间	注意事项
6. 随访预约				
7. 机构联系信息	转出机构名称		接收机构名称	
	转出机构地址		接收机构地址	
	转出机构联系方式		接收机构联系方式	
8. 签名/日期	责任护士		接收者	患者/代理人

附表 3-15 转诊医疗服务 1（日本）

负责医生

年 月 日

转诊医疗机构所在地及名称

电话号码

医生签名

患者姓名

患者住址　　　　　　　　　　　　　　　　　　　　　　　　性别　男/女

电话号码

出生日期　　年　月　日（　岁）　职业

疾病名称

介绍目的

病史和家族史

症状和检查结果

治疗经过

目前的处方

备注

1. 如有需要，可另附纸张填写。
2. 如有需要，请附上诊断胶片和检查记录。
3. 如果转诊目的地不是保险医疗机构，请在转诊目的地医疗机构名称栏中注明转诊目的地的保险药房、市政当局、公共卫生中心等名称。此外，请务必注明患者的住址和电话号码。

附表 3-16　转诊医疗服务 2（日本）

信息提供地				年　月　日
转诊源医疗机构所在地及名称				
电话号码				
医生姓名				
患者姓名				
性别（男/女）　　出生日期　年　月　日（　岁）　　职业				
地址				
电话号码				

诊断与治疗	1. 门诊　2.家访　3. 住院（　年　月　日）	提供信息的次数　　次
疾病名称 （包括疑似疾病）	1. 脑梗死（A.脑血栓 B.脑栓塞 C.原因不明）　2. 脑出血 3. 蛛网膜下腔出血　　　　　　　　　　　4. 其他脑血管意外	
	发病日期	年　月　日
	就诊日期	年　月　日
	首次/复发	1. 首次　2. 复发（　年　月　日　首次发病）

其他疾病名

卧床程度（符合条件的画"〇"）
□部分独立　　虽然患有某种障碍等，但日常生活基本独立，可独自外出。
□半卧床　　　在室内的生活基本能自理，但没有陪护不能外出。
□卧床 1　　　在室内的生活需要部分帮助，白天也以卧床为主。
□卧床 2　　　整天都在床上度过，在如厕、进食、换衣服方面需要帮助。

日常生活活动能力状况（符合条件的画"〇"）

移动	□独立　□部分协助　□完全协助	进食	□独立　□部分协助　□完全协助
如厕	□独立　□部分协助　□完全协助	沐浴	□独立　□部分协助　□完全协助
穿衣	□独立　□部分协助　□完全协助	修饰	□独立　□部分协助　□完全协助

患有痴呆症的老人日常生活独立度（符合条件的画"〇"）

□ 虽然患有某种痴呆症，但在家庭内及社会上的日常生活基本独立。
□ 即使出现了一些影响日常生活的症状、行动或沟通困难，但只要有人看护就可以独立。
□ 症状、行为和沟通困难有时会干扰日常生活，需要护理。
□ 经常出现干扰日常生活的症状、行为且沟通困难，需要长期护理。
□ 出现显著的精神症状和行为问题，或是严重的身体疾病，需要专科护理。

病情、病史、治疗情况、出院日期等。
家访治疗　是/否　　　　家访护理　是/否

提供信息内容，如认为必要的卫生和福利服务内容

注意：
1. 如有必要，另附纸张说明。
2. 填写内容要通俗易懂。
3. 如有必要，还应说明家庭环境等。

附5 出院计划随访

附表 3-17 慢性心力衰竭患者出院随访评估单

编号：_____ 姓名：_____ 住院号：_____ 填表日期：_____

项目	时间	
	出院后　　周 填表时间_____	出院后　　周 填表时间_____
主要活动形态	□完全卧床　　□卧床或轮椅 □助行器或他人帮助 □独立行走	□完全卧床　　□卧床或轮椅 □助行器或他人帮助 □独立行走
可从事的活动	□不能从事任何体力活动 □日常活动（吃饭、洗漱、穿衣等） □上下楼梯　□家务（清洁做饭） □工作	□不能从事任何体力活动 □日常活动（吃饭、洗漱、穿衣等） □上下楼梯　□家务（清洁做饭） □工作
体重监测	□有（___kg；频率：____）□无	□有（___kg；频率：____）□无
限盐限水	□是　　□否	□是　　□否
饮食	□合理　□基本合理　□不合理	□合理　□基本合理　□不合理
按时服药	□是　　□否（原因：　　）	□是　　□否（原因：　　）
运动	运动方式：____次/周；____分/次	运动方式：____次/周；____分/次
吸烟	□有（　　支/日）　　□无	□有（　　支/日）　　□无
饮酒	□有（　　ml/周）　　□无	□有（　　ml/周）　　□无
药物不良反应	□有 表现：_____ □无	□有 表现：_____ □无
心理状态	□良好　　□一般　　□差	□良好　　□一般　　□差
心理支持	□不需要　□需要	□不需要　□需要
计划性就医	□有　□无　□不需要	□有　□无　□不需要
非计划性就医或再住院	□住院（日期_____； 原因_____） □非计划性就医（日期_____； 原因_____）	□住院（日期_____； 原因_____） □非计划性就医（日期_____； 原因_____）
照护问题	□无 □有 具体表现：_____	□无 □有 具体表现：_____
随访方式	□电话随访　　□门诊随访	□电话随访　　□门诊随访
下次随访重点		
备注		

附表 3-18　老年 COPD 患者出院后随访清单

电话随访□　　虚拟/在线随访□　　视频随访□

日期：	诊断：

1. 基线资料：呼吸困难评分（mMRC 量表）□0 级　□1 级　□2 级　□3 级　□4 级
每日痰量：□无　□有，颜色：_____　　　经常咳嗽：□否　□是

近期症状变化　□否　□是 如果是，从什么时候开始：_____ □痰液颜色：_____　□痰量：增加/减少 □呼吸困难：增加/减少　□疲劳：增加/减轻 □咳嗽：增加/减少　□其他_____ □高碳酸血症　CAT：_____（0~40 分）	维持用药和依从性： □SABA　　□LABA/LAMA □LABA　　□LABA/ICS □LAMA　　□ICS/LABA/LAMA

2. 书面行动计划：□有　□无
说明出院后还需要的任何治疗：
上次使用书面计划的时间：

3. 最近的入院和急诊：　　　　　　　　　　　　　　　　　　　　　　　　　备注

住院/急诊室	地点	日期	时长	原因（诊断）

4. COPD 自我管理（健康行为）整合（患者在日常生活中使用过）？

戒烟/避免被动吸烟	□是	□否	□无法分辨
药物治疗依从性	□是	□否	□无法分辨
预防/管理急性加重	□是	□否	□无法分辨
呼吸控制	□是	□否	□无法分辨
压力管理	□是	□否	□无法分辨
体力劳动和锻炼	□是	□否	□无法分辨
其他	□是	□否	□无法分辨

评价及患者应根据自身需求优先考虑的事项：

注：mMRC 分级为改良版英国医学研究委员会呼吸问卷；CAT 为慢性阻塞性肺疾病评估测试；SABA 为短效 β_2 受体激动剂；LABA 为长效 β_2 受体激动剂；LAMA 为长效抗胆碱能药物；ICS 为吸入性糖皮质激素；COVID-19 为新型冠状病毒感染

附 6　出院计划质量评价体系

附表 3-19　老年患者出院准备服务过程质量评价标准及标准化分值

评价指标	标准化分值	评价标准	评价方法
（一）院内评估（33 分）			
1. 入院 72 小时内完成老年患者出院准备服务高危人群风险筛查	12 分	（1）入院 72 小时内完成风险筛查（12 分） （2）超过 72 小时完成风险筛查（6 分） （3）未完成风险筛查（0 分）	查看风险筛查评估表单
2. 多学科人员共同参与老年患者出院准备服务综合评估	8 分	（1）多学科人员完成综合评估（8 分） （2）仅护士完成综合评估（4 分） （3）未完成综合评估（0 分）	查看综合需求评估表单

续表

评价指标	标准化分值	评价标准	评价方法
（一）院内评估（33分）			
3. 住院期间持续评估老年患者病情和需求	5分	（1）在病情和需求发生变化时又重新评估（5分） （2）未重新评估（0分）	查看护理评估表单
4. 出院当天评估老年患者及主要照护者出院准备度	8分	（1）出院当天完成老年患者及主要照护者出院准备度评估（8分） （2）仅完成老年患者出院准备度评估（4分） （3）未对老年患者及主要照护者出院准备度进行评估（0分）	查看出院准备度评估表单
（二）制订计划（21分）			
1. 制订老年患者出院准备服务个体化方案	7分	（1）制订院内外治疗、照护、用药、康复和生活指导方案（7分） （2）未制订全面的个体化方案（0分）	询问实施人员、查看护理记录
2. 确定老年患者出院标准、出院时间、转运方式及后续安置方向	2分	（1）老年患者及主要照护者知晓出院标准、出院时间、转运方式及后续安置方向（2分） （2）老年患者及主要照护者不知晓（0分）	询问老年患者及主要照护者、查看护理记录
3. 制订老年患者院外病情加重或危急时刻应急方案	4分	（1）老年患者及主要照护者知晓出院后病情加重或危急时刻紧急联系人及其联系方式、呼救电话和救护措施（4分） （2）老年患者及主要照护者不知晓（0分）	询问老年患者及主要照护者、查看护理记录
4. 制订老年患者随访方案	4分	（1）随访方案有具体的随访人员、时间及频次、方式、地点和内容（4分） （2）没有具体的随访方案（2分） （3）未制订随访方案（0分）	询问实施人员、查看护理记录
5. 依据持续评估结果动态调整院内外计划	2分	（1）在老年患者病情和需求发生变化时有调整院内外个体化方案（2分） （2）未调整院内外计划（0分）	询问实施人员、查看护理记录
6. 老年患者及主要照护者参与多学科人员制订出院准备服务计划，并与其意愿、目标达成一致	2分	（1）老年患者及主要照护者有参与多学科人员制订出院准备服务计划，并与其意愿、目标达成一致（2分） （2）老年患者及主要照护者有参与，但未与其意愿、目标达成一致（1分） （3）老年患者及主要照护者未参与（0分）	询问老年患者及主要照护者、查看护理记录
（三）院内实施（21分）			
1. 专/兼职护士实施多学科团队协调工作	3分	（1）有对多学科人员合作的时间、地点、内容进行协调安排（3分） （2）未对多学科人员的工作进行协调安排（0分）	询问实施人员、查看护理记录
2. 实施老年患者疾病相关知识与技能的健康教育和指导	7分	（1）有多学科人员对老年患者运动康复、饮食营养、医疗处置及用药、社会心理、精神及认知、环境知识与技能进行指导（7分） （2）未对老年患者疾病相关知识与技能进行全面指导（0分）	询问实施人员、查看护理记录
3. 实施主要照护者健康相关知识、照护技能指导	5分	（1）有对老年患者主要照护者健康相关知识、照护技能进行指导（5分） （2）未对主要照护者进行指导（0分）	询问实施人员、查看护理记录
4. 提供老年患者及主要照护者可利用的社会资源信息	4分	（1）老年患者及主要照护者完全知晓出院后可利用的基层医疗卫生机构，康复和照护机构，居家护理服务，医疗器械、辅具、药品获取途径和保险优惠政策（4分） （2）老年患者及主要照护者不知晓（0分）	询问老年患者及主要照护者、查看护理记录
5. 记录出院准备服务实施工作	2分	（1）有对多学科人员工作及社会资源的协调、健康教育和指导内容的记录（2分） （2）未进行实施工作的记录（0分）	询问实施人员、查看护理记录

续表

评价指标	标准化分值	评价标准	评价方法
（四）院内外转介（12.5分）			
1. 专/兼职护士完成老年患者出院协调工作	1.5分	（1）有对老年患者院内外转介人员、转运方式的联络与协助（1.5分） （2）未进行联络与协助（0分）	查看转介记录单
2. 交接老年患者使用的医疗器械、辅具、药品和健康教育资料	3分	（1）有交接老年患者使用的医疗器械、辅具、药品和健康教育资料（3分） （2）未交接（0分）	询问老年患者及主要照护者
3. 口头及书面等多种形式交接老年患者住院信息和出院注意事项	5分	（1）有口头及书面（文字）等多种形式交接老年患者出院小结、用药清单、随访复诊说明、紧急联系人及其联系方式等（5分） （2）仅口头交接（3分） （3）未交接（0分）	询问实施人员、老年患者及主要照护者
4. 记录转介工作内容	3分	（1）有对老年患者及其物品和信息由医院向家庭、社区、转入机构转介时交接人员、时间、方式、地点等工作内容记录（3分） （2）无转介工作内容记录（0分）	询问实施人员、查看转介记录单
（五）院外随访评价（12.5分）			
1. 依据出院准备服务计划实施多学科人员随访	1分	（1）符合出院准备服务计划制订的随访人员（1分） （2）不符合（0分）	询问老年患者及主要照护者、查看随访记录
2. 依据出院准备服务计划实施随访的时间及频次、方式、地点和内容	2分	（1）符合出院准备服务计划制订的随访时间及频次、方式、地点和内容（2分） （2）不符合（0分）	询问老年患者及主要照护者、查看随访记录
3. 动态评估老年患者及主要照护者健康状况和需求	3.5分	（1）有全面评估老年患者及主要照护者躯体功能、疾病状况、自我护理与照护能力、认知、情绪、社会支持及资源、生活方式、居住环境和居家安全等（3.5分） （2）未全面评估（0分）	询问老年患者及主要照护者、查看随访记录
4. 依据评估结果动态调整随访方案	2.5分	（1）依据评估结果对随访人员、时间及频次、方式、地点和内容等进行动态调整（2.5分） （2）未对随访方案进行调整（0分）	询问老年患者及主要照护者、查看随访记录
5. 记录随访工作内容	3.5分	（1）有对老年患者及主要照护者随访评估、调整计划、实施干预、追踪评价成效等的记录（3.5分） （2）无随访工作内容记录（0分）	询问实施人员、查看随访记录

附表3-20　老年患者出院准备服务过程质量查检表

科室：　　　　　总分：　　　　　查检人：　　　　　查检时间：　　年　月　日

项目	查检内容	查检结果	得分	扣分原因
1.院内评估	1.1 入院72小时内完成老年患者出院准备服务高危人群风险筛查	□完全符合　□部分符合　□不符合		
	1.2 多学科人员共同参与老年患者出院准备服务综合评估	□完全符合　□部分符合　□不符合		
	1.3 住院期间持续评估老年患者的病情和需求	□是　□否		
	1.4 出院当天评估老年患者及主要照护者出院准备度	□完全符合　□部分符合　□不符合		
2.制订计划	2.1 制订老年患者出院准备服务个体化方案（包括院内外治疗、照护、用药、康复和生活等）	□是　□否		
	2.2 确定老年患者出院标准、出院时间、转运方式及后续安置方向	□是　□否		

续表

项目	查检内容	查检结果	得分	扣分原因
2. 制订计划	2.3 制订老年患者院外病情加重或危急时刻应急方案（包括紧急联系人及联系方式、呼救电话和救护措施等）	□是　□否		
	2.4 制订老年患者随访方案（包括随访人员、时间及频次、方式、地点和内容等）	□完全符合　□部分符合　□不符合		
	2.5 依据持续评估结果动态调整院内外计划	□是　□否		
	2.6 老年患者及主要照护者参与多学科人员制订出院准备服务计划并与其意愿、目标达成一致	□完全符合　□部分符合　□不符合		
3. 院内实施	3.1 专/兼职护士实施多学科团队协调工作（包括多学科人员合作的时间、地点、内容安排等）	□是　□否		
	3.2 实施老年患者疾病相关知识与技能的健康教育和指导（包括运动康复、饮食营养、医疗处置及用药、社会心理、精神及认知、环境等内容）	□是　□否		
	3.3 实施主要照护者健康相关知识、照护技能指导	□是　□否		
	3.4 提供老年患者及主要照护者可利用的社会资源信息（包括基层医疗卫生机构，康复和照护机构，居家护理服务，医疗器械、辅具、药品获取途径和保险优惠政策等）	□是　□否		
	3.5 记录出院准备服务实施工作（包括多学科人员及社会资源的协调，健康教育和指导的内容等）	□是　□否		
4. 院内外转介	4.1 专/兼职护士完成老年患者出院协调工作（包括人员、转运方式的联络与协助等）	□是　□否		
	4.2 交接老年患者使用的医疗器械、辅具、药品和健康教育资料	□是　□否		
	4.3 口头及书面等多种形式交接老年患者住院信息和出院注意事项（包括出院小结、用药清单、随访复诊说明、紧急联系人及联系方式等）	□完全符合　□部分符合　□不符合		
	4.4 记录转介工作内容（包括老年患者的物品和信息，以及由医院向家庭、社区、转入机构转介时交接人员、时间、方式、地点等）	□是　□否		
5. 院外随访评价	5.1 依据出院准备服务计划实施多学科人员随访	□是　□否		
	5.2 依据出院准备服务计划实施随访的时间及频次、方式、地点和内容	□是　□否		
	5.3 动态评估老年患者及主要照护者健康状况和需求（包括躯体功能、疾病状况、自我护理与照护能力、认知、情绪、社会支持及资源、生活方式、居住环境和居家安全等）	□是　□否		
	5.4 依据评估结果动态调整随访方案（包括随访人员、时间及频次、方式、地点和内容等）	□是　□否		
	5.5 记录随访工作内容（包括评估、调整计划、实施干预、追踪评价成效等）	□是　□否		

第四章　国内外出院计划实践案例

第一节　持续性康复在 1 例脑梗死残留瘫痪及言语障碍患者中的应用

- **基本情况**
  患者姓名：A　　性别：女性　　年龄：62 岁　　职业：主妇
- **诊断**：脑梗死（右上肢偏瘫，言语障碍），高血压，肥胖
- **既往病史及治疗经过**
  10 年前被诊断患有高血压，通过口服药物治疗。1 个月前早饭后出现剧烈头痛和意识障碍，被紧急送往当地市立医院（急诊），诊断为脑梗死，虽然接受了药物治疗，但仍遗留右上肢偏瘫和轻度的言语障碍。住院后的第 1 周开始进行脑血管疾病等康复治疗（物理疗法、作业疗法）。血压 130~150/80~100mmHg。目前 ADL 仅达到轮椅（可自己操作）水平，如果继续进行康复训练，期待可以拄着拐杖或扶着支撑物走路。
- **家庭状况**
  与丈夫（66 岁，警局工作人员）、长子（36 岁，单身，专职学校教师）共同生活。由于丈夫和长子都有全职工作，患者一直作为家庭主妇承担所有的家务，经济上没有困难。长女（33 岁，结婚后在邻镇生活，小学教师）。
- **转入恢复期康复病房的必要性（理由）**
  因为家庭其他成员都是全职工作，而且患者本人强烈希望回到家庭主妇的角色，所以希望转院到以提高 ADL/IADL 为目标的康复专科医院。
- **主要诉求（出院后的意愿）**
  本人：我想一如既往地作为家庭主妇，去照护家人。我现在 ADL 评估是轮椅（可自己操作）水平，希望 3 个月后能用拐杖走路。对于右上肢偏瘫，希望接受"交换惯用手"训练，达到用左手做家务。关于言语障碍，希望在语音训练的同时使用笔记来补充交流。
  家庭（丈夫）：40 年来把家务都交给了妻子，自己和儿子都不会做家务，希望妻子接受康复治疗后能像以前一样帮忙做家务。不过，今后我会帮忙买东西、打扫卫生等，减轻妻子的负担。
- **社会保障体系：无**

1. 从入院到通过评估设定出院计划方向
  ➢ 脑梗死的治疗
  继续药物疗法。

预防并发症和控制血压。

> 多学科评估

根据 2018 年 4 月日本政府对诊疗报酬的修改，本事例以"脑血管疾病等康复费用"作为计算条件，制订"康复综合实施计划书"。在"康复综合实施计划书"中，通过多学科协作进行评估，制订康复训练计划，重视患者本人的参与（表 4-1）。

表 4-1 多学科评估结果

● 主要症状 运动功能障碍：右偏瘫；等级：右下肢（6 级），右上肢（3 级），右手（3 级） 构音障碍：轻度 高级脑功能障碍：没有失认、失行、失语、无视空间等 感觉功能障碍：右下肢深部感觉低下 收缩（部位）：足关节，背屈 5°；右股关节，屈曲 10°	
● ADL（正在进行的 ADL） 向厕所移动：轮椅（可自己操作），排泄动作无法及时进行，因此正在使用排尿垫 吃饭：左手基本能自理。但是，由于不习惯使用筷子，正在使用勺子和叉子 仪容整理：洗漱、化妆都可以在轮椅上独立完成，也可以靠墙站立 更衣：虽然需要较长时间，但坐在椅子上就能自理 洗澡：只有在出入浴时需照护，擦洗身体和洗头都可以淋浴椅上独立完成 移动到室外：可坐轮椅升降电梯或移动，可以独立上车	● IADL（正在进行的 IADL） 床周围的整理清洁可以自己做（可以简单地扫地，但擦拭不干净）。配餐和进食都是坐轮椅进行的。洗碗筷、倒茶，都是在轮椅上慢慢地进行。可以独立去自助洗衣店洗衣
● 认知功能 计算能力低下（不能进行简单的心算，购物时不能找零等）	● 沟通能力 虽然有轻微的构音障碍，但只要慢慢说话，对话就能成立。可以用左手写字，但笔迹很弱	● 与社会的联系 做了 40 年的家庭主妇。邻里关系很好，积极参加社区活动（捡垃圾、看护孩子上下学、确认独居老人的安危等）
● 排尿、排便 由于动作缓慢，有时会来不及如厕排尿，因此使用了排尿垫。排便自理	● 压疮、皮肤问题 营养状况良好，没有压疮和皮肤问题
● 口腔卫生 没有问题	● 饮食摄取和营养 左手用勺子和叉子取食物。只要将盘子和碗固定，基本上就能自理。营养状况良好，有肥胖倾向（BMI：28kg/m^2）。因为有原发性高血压，限制盐 7g/d。喜欢吃零食，所以嘱咐家人不要送零食

> 今后的方向

在医生介绍了通过康复治疗可提高 ADL/IADL 的情况后，确认了本人的意向。本人强烈希望作为家庭主妇的角色重新回归家庭。为了达到这一目标，将通过"交换惯用手"集中进行家务劳作学习、语音训练等康复训练活动。

由护士告知患者及家属恢复期康复医院所提供的病房及设施条件（表 4-2）。

表 4-2　恢复期康复治疗的病房和设施

	恢复期康复病房	亚急性病床	护理老人保健设施
概要	在当时"恢复期住院管理费"被定义为特定住院费。对于需要恢复期康复治疗的患者，在提高ADL、预防失用症候群的同时，力争使其回归家庭	在当时诊疗报酬已修改为"亚急性期住院医师医疗管理费用"。亚急性病床为具备康复训练和护理管理功能（居家回归支持功能）的病床。配备了专职的居家回归支援负责人，60%以上的出院患者出院后回归家庭	是护理保险设施之一。①整合医疗和福利；②支持居家回归功能；③以回归家庭为目标的设施；④康复医院的康复设施供患者免费使用
对象	急性脑血管疾病患者，发病2个月内者	医生判断为亚急性状态者（包括慢性病恶化等暂时需要医疗的状态）	病情稳定、不需要治疗的患者
康复训练的特点	根据"康复综合实施计划书"，实施多学科协作的康复训练。无论是训练室进行级别较低的ADL，还是病房级别较高的ADL，都比较重视	在该病房住院后的7天内，医生、护士在患者回归家庭中作为支援者，各学科协作制订诊疗计划（包括面向出院的指导计划）。从已申报的各疾病康复种类中选择并实施	基于"康复实施计划书"的多学科协作的康复训练。以支持自立和居家为目的，提供恢复期至维持期的康复训练。短期集中康复（入院后3个月内）进行评估
康复人员的配置	每个病房都有1名专职医生，物理治疗师（PT）2名，职业治疗师（OT）1名，以上作为全职人员配置。护理岗位的配置比例为15:1（40%以上为护士）	每个病床的医生，PT/OT的配置是没有固定比例的。护理岗位的配置比例为13:1（70%以上为护士）	每个设施配置专职医生1名，PT或OT 1名，护士、护理人员比例为3:1。护理支援专员每100名配备1名以上
算定上限天数	150天（脑梗死）	90天	90天（短期集中康复治疗）

2. 从准备出院到康复方案的调整

（1）决定转院到恢复期康复病房：患者及家属决定转院到恢复期康复病房，并通知出院调整护士。康复治疗的主角是本人，最重要的是尊重本人的自主决定，支持自我决定的机制，对患者的需求进行评价（表4-3）。

表 4-3　需求评价结果

医疗需求	关于脑梗死，在发病1个月后进行了MRI/CT确认，没有发现新的梗死。在今后几个月还需要进行药物疗法，同时控制血压，对再梗死并发症进行随访。对于康复训练，要一边进行风险管理，一边向着目标前进。目标是3个月后回归家庭主妇角色。因为患者的自我照护能力很强，所以需要制订自我训练计划，提高康复训练的量和质
身体护理需求	患者现在使用轮椅。只有出入浴时才需要帮助。吃饭和仪容整理都是利用支撑用具独立完成的。右侧偏瘫和关节活动范围受限等运动功能障碍和构音障碍的负面影响较多，需活用健侧，即活用正面的支援。虽然需要照护护理的场合很少，但有必要从患者安全和居住环境等角度关注
家务援助需求	主要目标是恢复作为家庭主妇的角色。希望除了购物和打扫卫生以外的家务都自己做。丈夫和长子也想借此机会帮忙做家务，所以要重视本人和家人的意愿，给予支持

（2）与康复期康复病房的协调：康复计划的调整。

已制订计划（表4-4），准备转院进行具体调整。与恢复期康复病房合作的关键是继续进行康复训练，再次举行多学科座谈会。

表 4-4　出院支援计划

目标：协助转院到恢复期康复病房	
为了达成目标，出院协调员应注意的应对措施	
制订"康复综合实施计划书"（设定主要目标和康复内容），各专业人员理解康复综合实施计划书的内容，并明确各专业人员自身职业分工	

在急性期，医院提供的康复训练主要是在训练室进行的身心功能的改善（增强肌肉力量、关节可动区域训练、起立动作和步行训练）等。在恢复期，康复医院为了达到目标，训练的量和质都有所提高。为了顺利地进行转院支援，有必要通过"交换惯用手"达到能顺利用左手做事情。因此，为了达成目标，再次制订具体的康复计划（表 4-5）。

表 4-5　康复计划（修正版）

主要目标	回归家庭主妇角色：用左手学习家务活动，外出（购物、与朋友交流）
康复训练计划	①在自己生活的环境中进行康复训练（训练室→病房，床边→洗脸台和厕所等生活场所，走廊→训练室的冰箱和洗衣机等位置） ②训练（在轮椅上）由坐着进行的动作变为站着进行的动作。具体来说，充分利用洗手台进行抓握和倚靠动作的训练 ③病房中的日常生活动作有 PT 和 OT 陪同，一起进行训练 ④制订自我训练计划，即使没有 PT 和 OT，也要在护士的看护下进行训练 ⑤需要注意的是，由于患者有高血压，在康复训练（包括自我训练）前后应测量血压和脉搏，确认安全后再实施

3. 与其他机构的协调出院后的监测和评价

（1）共享"康复综合实施计划书"：在患者及家属同意的情况下，可将"康复综合实施计划书"提供给转院方。另外，根据计划书，与转院地相关人员一起召开出院前的讨论会，效果会更好。

（2）制订区域合作关键路径：由于脑梗死可能复发，造成反复的残疾，要想回归社会或家庭，需进行 3 个月左右的康复治疗，而医院在急性期所提供的康复治疗有限，要求与恢复期康复和亚急性期病房配合。为了顺利推进转院支援和合作，相关人员还应讨论与合作医院制订区域合作关键路径等（表 4-6），使专员支援顺利进行。

表 4-6　康复计划执行过程

	出院调整的过程	患者/家庭	病房（医生、护士、其他部门）	出院协调部门	社区服务机构（专职护士）
	入院 基本信息的收集 住院诊疗计划	接受说明	医生：提示住院诊疗计划，向患者及家属说明，预测预后		
第1周	①筛选		病房护士：进行筛查，联系出院协调部门	出院协调护士的评估	
	②评估	转院意向	病房护士：制订护理计划 病房护士：确认本人和家属的意愿 康复：按照"康复综合实施计划书"进行评估		

	出院调整的过程	患者/家庭	病房（医生、护士、其他部门）	出院协调部门	社区服务机构（专职护士）
第10天	③病房会议 ④制订出院支援计划草案		通过多学科协作沟通意见，将各自的方案共享，制订出院支援计划方案	制订出院支援草案	
			病房护士：请本人或家属参加	将会议的日期通知给转介机构负责人，请他出席	
第4周	⑤出院前护理会议	参加讨论会	病房护士、康复多学科协作团队出席会议，再次对预后进行预测、说明康复治疗效果及脑梗死复发的概率等	主持护理会议成为会议的引导者	出席会议
			康复：进行康复综合实施计划的修订		
			病房护士：对转院地址进行最终确认		
	⑥本人及家属同意	同意转院		制订出院援助计划方案，发给患者及家属	
	⑦协调与外界的联络			经患者及家属同意后，向合作单位提供"康复综合实施计划书"	
					恢复期康复病房（转院处）
第5周	⑧出院 ⑨追踪与评价	转院			

第二节 出院计划模式在 1 例慢性阻塞性肺疾病急性加重期患者中的应用

- **基本情况**

患者姓名：张×× 性别：男性 年龄：64 岁

- **主诉**：慢性咳嗽、胸闷气短十余年，加重半天。
- **医疗检查**

生命体征：体温（T）36.4℃，脉搏（P）63 次/分，呼吸（R）24 次/分，血压（BP）116/83mmHg，血氧饱和度（SPO$_2$）88%（吸氧 5L/min）；体格检查：桶状胸，双肺呼吸音低，双肺可闻及喘鸣音；实验室检查：血气分析，pH 7.396，二氧化碳分压（PCO$_2$）47.2mmHg，氧分压（PO$_2$）42.4mmHg；影像学检查：胸部 CT 示双肺间质改变，肺气肿。

- **医疗诊断**

慢性阻塞性肺疾病伴急性加重

慢性肺源性心脏病

Ⅱ型呼吸衰竭

肺部感染

高血压（3级，很高危）

- **既往病史及个人史**

2018年12月确诊为慢性阻塞性肺疾病，间断吸入布地奈德福莫特罗、噻托溴铵，长期家庭氧疗，高血压病史1余年。否认疫区接触史和过敏史。吸烟史：40年，每天30支，已戒烟2年余。既往有饮酒史，已戒酒。

1. 出院计划风险筛查评估（图4-1）

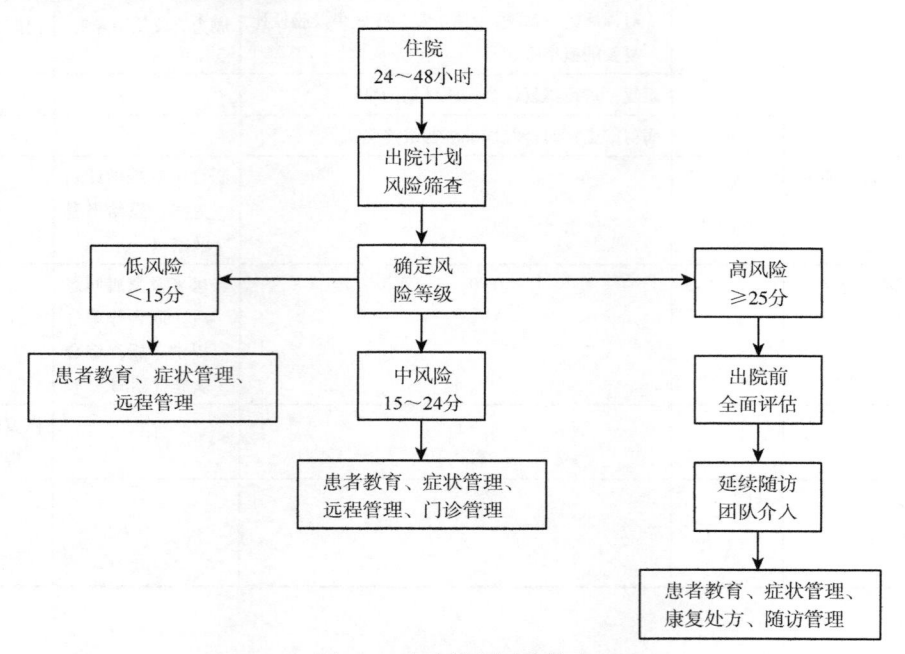

图4-1 出院计划风险筛查

> 使用老年患者出院计划风险筛查表（见附表2-1至附表2-3），对患者出院计划风险进行筛查：结果显示，出院计划风险筛查表评分＞18分，属于中度风险。

2. 对患者进行护理专科评估（表4-7）

表4-7 患者护理专科评估结果

项目	评估内容	评估结果
常规评估	ADL评分	ADL评分：40分（重度功能障碍）
呼吸困难评估	mMRC分级	mMRC分级：4级（严重呼吸困难，不能离开家）
	劳累Borg分级	劳累Borg分级评分：17分（很用力）
	气促Borg分级	气促Borg分级评分：6分（严重的呼吸困难）
咳嗽能力		咳嗽能力：2分（痰较难咳出）
痰液性质评估		痰液性质：Ⅲ度（重度黏痰）

续表

项目	评估内容	评估结果
肺功能评估		FEV_1: 1.42L　　FEV_1: 48.8%
		FVC: 3.17L　　FEV_1/FVC: 44.7%
6分钟步行试验		13米
膈肌超声	膈肌移动度、膈肌厚度	膈肌移动度<1cm，膈肌厚度<2mm
生活质量评估	CAT量表	CAT评分：30分（严重焦虑）
	HAD量表	HAD评分：15分（明显抑郁）

注：FEV_1，第1秒用力呼气容积；FVC，用力肺活量；HAD量表，医院焦虑抑郁量表。

3. 对患者进行健康教育及症状管理　根据评估结果总结护理问题、设定护理目标，对患者进行健康教育及症状管理，并进行效果评价（表4-8）。

表4-8　患者现存的护理问题及护理目标

护理问题	护理目标
气体交换障碍——与通气不足、气道阻塞、呼吸肌疲劳有关	患者呼吸平稳，SPO_2上升
低效性呼吸型态——与呼吸道阻力增加有关	呼吸平稳，呼吸困难减轻
活动无耐力——与呼吸肌疲劳有关	活动耐力提高
清理呼吸道低效——与感染、痰多并黏稠有关	咳嗽，咳痰能力增强
潜在并发症：感染	未发生

注：SPO_2，血氧饱和度。

（1）健康教育：对患者进行包括疾病知识、日常生活指导、节力原则、家庭照护及自我管理等健康教育指导。

（2）症状管理

1）护理问题1：气体交换障碍。

　➤　护理目标：即时目标→患者呼吸平稳，SPO_2升高。
　　　　　　　　近期目标→改善气体交换，缓解呼吸困难。
　　　　　　　　远期目标→自理能力提高，生活质量提高。

　➤　制订呼吸康复运动方案（表4-9）、呼吸康复实施方案（表4-10）。

表4-9　康复运动方案

项目	预计时间	运动内容	运动方式	运动频率	运动时间
第一阶段	3～5天	呼吸肌训练	10个/组	2组/天	10～15分钟
		组合训练	10个/组	2组/天	10～15分钟
第二阶段	3天	呼吸抗阻训练	10～15个/组	2组/天	10～15分钟
		运动训练	床旁坐立提重		30分钟
第三阶段		延续性康复运动			

表 4-10 呼吸康复实施时间安排

呼吸康复实施（每日）		
无创呼吸机辅助通气	07:00～22:00	15 小时
经鼻高流量吸氧	22:00～07:00	9 小时
呼吸功能锻炼	09:00～10:00	2 小时
	15:00～16:00	

➤ 重新修订康复方案（表 4-11）：实施呼吸康复及运动方案后，发现呼吸康复效果不佳，分析原因后重新修订康复方案（图 4-2）。

表 4-11 康复运动方案（修订）

呼吸康复实施（每日）			
时间安排	内容	时间记录	总计时间
晨起洗漱	经鼻高流量	07:00～09:00	2 小时
上午	NPPV	09:00～11:00	2 小时
	呼吸功能锻炼	09:30～10:00	30 分钟
	体外膈肌起搏治疗	09:30～10:00	30 分钟
午休	经鼻高流量	11:00～15:00	2 小时
下午	NPPV	15:00～17:00	2 小时
	呼吸功能锻炼	15:30～16:00	30 分钟
	体外膈肌起搏治疗	15:30～16:00	30 分钟
晚间休息	NPPV	22:00～07:00（次日）	9 小时

注：NPPV，非侵入性正压通气。

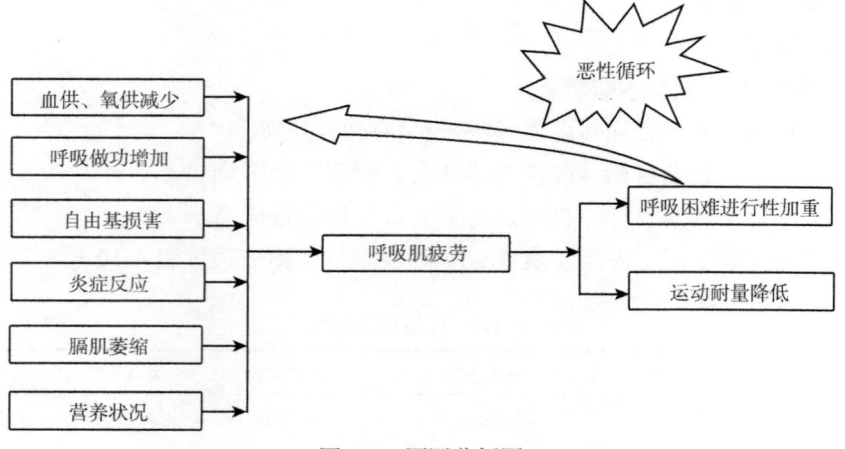

图 4-2 原因分析图

➤ 效果评价：实施呼吸康复及运动方案后，患者潮气量明显上升，PO_2 明显上升，PCO_2 明显下降。

2）护理问题2：低效性呼吸型态。
> 原因分析：患者未掌握正确的药物吸入技术（表4-12），疾病控制不佳。

表4-12 健康宣教及示范前患者药物吸入技术评分

步骤	操作方法	是否正确	得分
1.坐直	最好取坐位，头稍上仰	×	0
2.打开	按照药品说明书中的要求正确打开吸入装置	√	1
3.装药	按照药品说明书中的要求正确装药/上药	√	1
4.呼气	口远离吸嘴，尽量呼出肺内气体	×	0
5.咬紧	牙齿轻咬吸嘴，双唇紧密包裹吸嘴	×	0
6.吸药	深深地经口吸气，直到不能再吸入为止	√	1
7.屏气	移开吸入装置，屏住呼吸5～10秒，然后慢慢呼气	×	0
8.重复	正确重复以上步骤	√	1
9.清洁	使用纸巾清洁吸嘴，避免水洗	√	1
10.漱口	吸入完毕后，用水反复漱口腔及咽部至少3次，吐出漱口液，不要咽下	√	1
	合计		6

评分结果：10分为完全掌握，8～9分为基本掌握，<8分为不掌握。
> 护理目标：近期目标→正确掌握吸入剂的使用，缓解急性加重症状。
　　　　　　远期目标→提高药物依从性，减少疾病反复发作，提高生活质量。
> 责任护士对患者进行健康宣教及示范，使其掌握正确的药物吸入技术。
> 效果评价：健康宣教及示范后，患者掌握了正确的药物吸入技术（表4-13）。

表4-13 健康宣教及示范后患者药物吸入技术评分

步骤	操作方法	是否正确	得分
1.坐直	最好取坐位，头稍上仰	√	1
2.打开	按照药品说明书中的要求正确打开吸入装置	√	1
3.装药	按照药品说明书中的要求正确装药/上药	√	1
4.呼气	口远离吸嘴，尽量呼出肺内气体	√	1
5.咬紧	牙齿轻咬吸嘴，双唇紧密包裹吸嘴	√	1
6.吸药	深深地经口吸气，直到不能再吸入为止	√	1
7.屏气	移开吸入装置，屏住呼吸5～10秒，然后慢慢呼气	√	1
8.重复	正确重复以上步骤	√	1
9.清洁	使用纸巾清洁吸嘴，避免水洗	√	1
10.漱口	吸入完毕后，用水反复漱口腔及咽部至少3次，吐出漱口液，不要咽下	√	1
	合计		10

3）护理问题3：潜在并发症：感染（口腔感染），患者口腔状况评估结果见表4-14。

表 4-14　健康宣教及示范前患者口腔状况评估结果

内容	评估	得分
口唇	干燥、口角发红、破溃	2
舌面	舌苔附着	1
牙龈	白色斑块	2
唾液	干枯状态的舌头	1
牙齿	部分咬伤（3颗以下）	1
义齿	无	0
口腔清洁度	斑块附着	2
疼痛	无	0
合计		9分

> 原因分析：吸入布地奈德混悬液
> 　　　　　使用两性霉素 B
> 　　　　　使用无创呼吸机
> 责任护士对患者进行健康指导

教会正确漱口方式：20～30ml 漱口水入口，不要吞咽，直接将漱口水置于口腔中。闭嘴，轻轻晃动头部，保持漱口水在口腔中运动 30 秒～1 分钟。

巴氏（Bass）刷牙：责任护士教患者巴氏刷牙法。

> 效果评价：健康宣教及示范后，患者掌握了正确的药物吸入技术，口腔状况明显改善（表 4-15）。

表 4-15　健康宣教及示范前后患者口腔状况对比

内容	改善前	改善后
口唇	干燥、口角发红、破溃	湿润
舌面	舌苔附着	湿润、少量舌苔附着
牙龈	白色斑块	无
唾液	浆液性	湿润
牙齿	部分咬伤（3颗以下）	部分咬伤（3颗以下）
义齿	无	无
口腔清洁度	斑块附着	清洁
疼痛	无	无
合计	9分	1分

4. 出院前效果评价　对患者的护理问题改善情况、呼吸功能及生活质量等进行评估。结果显示，入院时存在的护理问题均已改善，呼吸功能及生活质量等与入院时相比有明显改善（表 4-16、表 4-17）。

表 4-16　患者护理问题的改善情况

护理问题	护理目标	效果评价
气体交换障碍——与通气不足、气道阻塞、呼吸肌疲劳有关	患者呼吸平稳，SPO_2 上升	已达标
低效性呼吸型态——与呼吸道阻力增加有关	呼吸平稳，呼吸困难减轻	已达标
活动无耐力——与呼吸肌疲劳有关	活动耐力提高	已达标
清理呼吸道低效——与感染、痰多并黏稠有关	咳嗽、咳痰能力增强	已达标
潜在并发症：感染	未发生	未发生

表 4-17　患者呼吸功能及生活质量等的改善情况

项目	评估内容	评估结果（入院时）	评估结果（出院前）
常规评估	ADL 评分	ADL 评分：40 分	ADL 评分：65 分
呼吸困难评估	mMRC 分级	mMRC 分级：4 级	mMRC 分级：3 级
	劳累 Borg 分级	劳累 Borg 分级评分：17 分	劳累 Borg 分级评分：12 分
	气促 Borg 分级	气促 Borg 分级评分：6 分	气促 Borg 分级评分：3 分
咳嗽能力		咳嗽能力：2 分	咳嗽能力：1 分
痰液性质评估		痰液性质：Ⅲ度	痰液性质：Ⅱ度
6 分钟步行试验		13 米	77 米
生活质量评估	CAT 量表	CAT 评分：30 分	CAT 评分：27 分
	HAD 量表	HAD 评分：11 分	HAD 评分：8 分

5. 远程管理——随访　通过微信群及电话根据患者个体化的氧疗处方及运动处方分别于出院 48～72 小时、第 1 个月、3 个月、6 个月、9 个月和 12 个月时随访患者是否进行规律氧疗（表 4-18）及运动（表 4-19），评价患者是否能正确吸入药物、是否能够正确使用呼吸机，并进行规范化指导。

表 4-18　个体化氧疗处方

吸氧安排	吸氧选择	吸氧时间记录	总计时间
晨练后	NPPV	08：30～10：00	1.5 小时
午睡时	鼻导管	13：00～15：00	2 小时
午间锻炼时	NPPV	16：00～17：00	1 小时
看电视时	鼻导管	19：00～21：00	2 小时
晚间休息时	NPPV	22：00～07：00（次日）	9 小时

表 4-19　个体化运动处方

运动内容	运动耐力训练（白天）	灵活训练（夜间）
运动方式	● 吸入支气管扩张剂 ● 呼吸运动康复 　加压腹式呼吸 15～20 个/2 次 　胸廓扩张 15～20 个/2 次 　弹力带拉伸 15～20 个/2 次 　呼吸操（10 分钟）	● 吸入支气管扩张剂 ● 呼吸运动康复 　呼吸操（10 分钟） 　排痰阀 15～20 个 ● 无创呼吸机（10 小时）

续表

运动内容	运动耐力训练（白天）	灵活训练（夜间）
运动频率	5~7 天/周	3~5 天/周
运动强度	HR<120~130 次/分，SPO$_2$>85%	以不感到气短为宜

6. 门诊管理 定期门诊复检：督导患者呼吸康复锻炼、用药情况等，给予阶段性指导意见。

7. 效果评价（出院后 6 个月） 通过健康教育、症状管理、远程管理及门诊管理，患者日常生活活动能力、咳嗽能力、运动耐力、肺功能及生活质量与入院时相比显著改善，患者呼吸困难程度有所下降。

参 考 文 献

敖梅，阮舒华，陈日喜，2020. 冠心病患者基于出院评估单的医院-社区-家庭联动延续护理[J]. 护理学杂志，35（18）：99-102.

柏萌，葛浩通，姚能亮，等，2021. 探索中的居家医疗服务模式比较研究[J]. 中国全科医学，24（19）：2379-2384.

坂井志麻，山本則子，水野敏子，2012. 病棟看護師の退院支援実践に関する自己評価尺度の開発～信頼性，妥当性の検討～[J]. 日本看護科学学会学術集会講演集，11（1）：37-40.

鲍勇，2016. 加拿大医院社区联动机制与绩效评价[J]. 智慧健康，2（7）：1-6.

北原けさ美，河野雅子，征矢野あや子，1999. 要介護高齢者の在宅生活アセスメント枠組みの作成[J]. 地域看護，30：26-28.

蔡岚，张楚瑶，2022. "一核多元"社区联动治理影响因素研究：基于广州 14 个城乡社区的扎根理论分析[J]. 公共治理研究，34（6）：34-43.

陈茜，方汉萍，王颖，等，2017. 出院计划的影响因素及其在出院随访中应用进展[J]. 护理学报，24（10）：27-30.

陈倩，2018. 基于3D全景图像分析的居家环境评估与实地家访评估的对比性研究[D]. 昆明：昆明医科大学.

陈琴，姜小鹰，2011. 出院计划模式的研究进展[J]. 护理研究，25（13）：1137-1140.

陈涛，柏萌，周瑞，等，2020. SWOT-CLPV 模型下我国居家医疗发展战略[J]. 中国全科医学，23（34）：4285-4290.

程晓华，张静描，唐杰，等，2004. 山区县医院开展家庭访视护理探讨[J]. 护理学杂志，（19）：68-69.

崔亚峰，李子若，李臣，等，2019. 医院-社区联动下的老年慢性病病人延续性护理模式研究进展[J]. 全科护理，17（9）：1051-1053.

代莉莉，段艳芹，张梅，等，2021. 社区老年人居家护理服务需求结构性研究[J]. 中国全科医学，24（25）：3238-3243.

丁玲，2019. 老年患者出院计划评估指标的构建[D]. 银川：宁夏医科大学.

丁玲，芦鸿雁，路露，2018. 老年患者出院计划风险筛查指标的构建[J]. 护理学杂志，33（21）：5-8.

丁玲，路露，芦鸿雁，2021. 老年患者出院计划综合评估指标体系的研究[J]. 护理学杂志，36（13）：91-94.

董玲娜，盛芝仁，胡建利，等，2020. 宁波市"互联网+"产后护理项目试运行期间网约护士上门服务体验的质性研究[J]. 中国现代医生，58（33）：1-4.

冯向侃，2022. 老年患者出院准备服务质量评价指标体系的构建及实证研究[D]. 银川：宁夏医科大学.

冯晓玉，吕思漫，倪翠萍，等，2021. 老年患者出院计划评估工具的研究进展[J]. 中国全科医学，24（15）：1972-1977.

冯雪，刘国莲，马楠楠，2017. 社区产后家庭访视护理质量评价指标体系的实证研究[J]. 中国全科医学，20（10）：1162-1167.

郭秀英，2001. 护士领导制定的出院计划可提高护理质量[J]. 国外医学 护理学分册，（10）：463.

国家卫生健康委，全国老龄办，国家中医药局，2020. 关于加强老年人居家医疗服务工作的通知[J]. 中华人民共和国国家卫生健康委员会公报，（12）：251-259.

何梅，周满丽，王雯，等，2018. 出院准备度护理评估工具研究进展[J]. 中国护理管理，18（9）：1252-1256.

何旭文，刘国莲，王丽，等，2019. 银川市兴庆区家庭医生签约服务现状及影响因素分析[J]. 基层医学论坛，23（9）：1199-1201.

厚生労働省. 退院計画ディスチャージプランニング導入ガイド [EB/OL]. （2005-10-01）[2023-10-01]. https://www.mhlw.go.jp/content/12404000/000935690.pdf.

胡树菁. 肺移植受者出院计划方案的构建[D]. 北京：北京中医药大学，2021.

胡水娟，卓周平，骆一舟，2010. 家庭访视护理对早期脑卒中肢体偏瘫患者生活活动能力的影响[J]. 中国现代医生，48（28）：159-160.

黄金月，2012. 高级护理实践导论[M]. 2版. 北京：人民卫生出版社.

江新兴，2019. 析日本近代的社会养老保障制度[J]. 日本问题研究，33（3）：45-53.

節美安部，智美小栗，2015. 退院支援教育における病棟看護師の退院支援プロセスの変化について[J]. 日医大医会誌，11（1）：37-40.

金其林，2013. 老年人居家护理杨浦模式的评价与思考[J]. 上海医药，34（16）：17-19.

金其林，胡冬根，崔明，等，2012a. 老年人介护式居家护理的实践与体会[J]. 上海医药，33（2）：27-29.

金其林，胡冬根，崔明，等，2012b. 老年人介护式居家护理的政策建议与思考[J]. 上海医药，33（2）：30-31，51.

金其林，王颖丽，2012. 日本老年人介护模式及其理念的借鉴与思考[J]. 上海医药，33（2）：23-24，36.

金其林，王颖丽，钱丽均，等，2010. 上海市杨浦区社区卫生收支两条线管理的实践与体会[J]. 中国医院，14（6）：39-41.

鷲見尚己，奥原芳子，安達妙子，2007. 大学病院における改訂版退院支援スクリーニング票の妥当性の検証[J]. 看護総合科学研究会誌，10：53-64.

柯键，汪晖，王颖，等，2020. 住院患者出院计划实践工具的范围综述[J]. 中华护理杂志，55（12）：1876-1883.

李恩慈，王牡丹，陈连国，等，2022. 医院-社区-家庭联动式延续性护理照护模式的构建及在COPD患者中的应用[J]. 护理与康复，21（3）：50-52.

李飞，张欣，张冬梅，等，2019. 医院-社区联动慢性伤口照护模式的实施及效果[J]. 中国护理管理，19（11）：1608-1611.

李古月，2020. 责任护士出院计划能力量表的本土化修订与验证[D]. 锦州：锦州医科大学.

李航，刘素珍，2022. 老年人居家医疗护理服务需求等级评估工具研究现状[J]. 医学与社会，35（6）：7-11.

李会娟，傅晓瑾，刘瑾，等，2021. 三级甲等医院-社区联动助力社区伤口护理专业化发展[J]. 中国护理管理，21（7）：1083-1087.

李念念，赵敬，2019. 日本区域性综合医护体系下的居家医疗照护一体化[J]. 日语学习与研究，（3）：39-46.

李秀，陈湘玉，练敏，等，2018. 开业护士在国内外的发展现状及我国的发展前景[J]. 解放军护理杂志，35（7）：32-36，44.

李禹慧，梁立波，霍洪波，等，2019. 5所三级医院患者出院流程及护理满意度调查与分析[J]. 中国医院管理，39（9）：65-67.

李跃华，赵丽，张威，2011. 入院流程的优化与实施[J]. 中国病案，12（11）：35-36.

连志猛，2016. 三级医院入院流程现状及对策研究：基于骨科病人的研究[D]. 福州：福建医科大学.

练敏，束睿，李秀，等，2018. 高级执业护师在中国发展的必要性与实践探索[J]. 中华护理杂志，53（5）：597-600.

练敏，周玉皆，陈湘玉，等，2017. NP岗位设置对促进住院医师规范化培训的探索与思考[J]. 中国医院管理，37（10）：61-63.

梁骊敏，顾娇娇，李欢，等，2022. 心脏瓣膜置换术后患者与照护者出院准备度及出院指导质量比较分析[J]. 护理学杂志，37（6）：25-28.

刘国莲，程雪涛，宁艳花，2012. 社区访视护理现状分析及访视护理质量评价指标的构建研究[J]. 实用医学杂志，28（18）：3140-3143.

刘国莲，程雪涛，宁艳花，等，2014. 银川市社区老年人家庭访视护理需求与现状[J]. 中国老年学杂志，34（1）：159-161.

刘欢，宁宁，田永明，2017. 过渡期护理与出院计划、连续性护理的关系研究进展[J]. 华西医学，32（12）：1984-1987.

刘凌，付伟，2011. 英美两国出院计划发展及其启示[J]. 健康研究，31（6）：455-459.

刘明，Wipada K，Wilawan S，等，2006. 中国注册护士能力架构的质性研究[J]. 中华护理杂志，(8)：691-694.

刘涛，王琦，周来新，等，2018. 以患者为中心的出院流程优化[J]. 中国卫生质量管理，25（6）：62-64.

刘甜，刘杏，李胜玲，等，2016. 基于跨理论模型的社区家庭访视护理对老年高血压患者服药遵从行为的影响[J]. 中华护理杂志，51（5）：629-634.

刘永琴，燕美琴，2012. 六西格玛管理方法在优化入院流程中的应用[J]. 护理研究，26（5）：463-464.

刘媛，陈菲菲，费文海，等，2021. 老年慢性病患者出院准备服务的研究进展[J]. 中华护理杂志，56（9）：1420-1425.

路露，丁玲，芦鸿雁，2020. 护士开展老年患者出院计划能力现状及影响因素研究[J]. 中华护理教育，17（10）：886-890.

路露，芦鸿雁，丁玲，2019. 护士主导老年患者出院计划核心能力评价指标体系的构建[J]. 中华现代护理杂志，25（8）：945-950.

吕霞，2021. 基于"互联网+医院-社区-家庭"三元联动的炎症性肠病延续护理模式构建与初步应用[D]. 南京：东南大学.

马波，2015. 脑卒中患者延续性护理服务需求现状及效果评价[D]. 长春：吉林大学.

马佳楚. 慢性阻塞性肺疾病患者出院准备评估表的构建研究[D]. 太原：山西医科大学，2021.

马梦真，杜星斌，范燕燕，2021. 护士主导出院计划的工作内容及应用现况[J]. 护理研究，35（4）：661-664.

毛秀英，潘丽英，2021. 流程再造视角下重症监护室集约化出院带药的实践[J]. 中医药管理杂志，29（12）：244-245.

莫黎黎，2018. 医务社会工作：理论与技术[M]. 上海：华东理工大学出版社.

潘依琳，张媚，张泽芸，2002. 危险评估筛选工具在出院准备服务的成效[J]. 台湾医学，6（5）：691-699.

秦宁，沈志莹，石双姣，等，2022. 心脏康复转介服务[J]. 中国康复理论与实践，28（3）：366-372.

仇艳敏，刘国莲，何旭文，等，2020. 银川市社区老年人医养结合服务需求及影响因素研究[J]. 中外女性健康研究，（4）：7-8，17.

邱国良，魏日盛，2021. 公共危机中的农村社区联动：逻辑、挑战与策略[J]. 长白学刊，（2）：64-70.

任鹏娜，胡小懿，汤爱玲，等，2022. 基于循证构建老年尿失禁患者出院准备护理方案[J]. 护理学报，29（6）：7-10.

任凭. 基于BCW理论的出院计划方案对PCI术后患者健康促进生活方式影响的研究[D]. 湖州：湖州师范学院，2022.

阮舒华，敖梅，林凤，等，2020. 医联体内四元联动对改善慢性心力衰竭患者预后的影响[J]. 护理学报，27（20）：17-19.

盛芝仁，柳春波，郭晓莉，等，2023. "互联网+护理服务"老年慢性病智能随访系统的构建及应用[J]. 中国护理管理，23（2）：166-170.

手島陸久，1997. 退院計画-病院と地域を結ぶ新しいシステム[M]. 东京：中央法规出版.

孙超，奚桓，李峥，等，2020. 老年患者出院准备服务专家共识（2019版）[J]. 中华护理杂志，55（2）：220-227.

孙辉，陈英耀，任绍聪，等，2018. 非小细胞肺癌患者疾病治疗偏好与意愿支付研究[J]. 卫生经济研究，（9）：6-9.

孙丽，顾海燕，高红，等，2021. 医院-社区-家庭联动管理方案在骨质疏松性椎体骨折病人二级预防中的应用研究[J]. 护理研究，35（20）：3622-3626.

孙维禧，2021. 基于App医院-社区-家庭联动糖尿病患者延续护理方案构建[D]. 石河子：石河子大学.

唐丽，李建军，高峰，等，2015. 出院计划的国际实施进展及认识[J]. 中国康复理论与实践，21（6）：634-641.

丸岡直子，洞内志湖，川島和代，2011. 病棟看護師による退院調整活動の実態と課題—退院調整活動質指標を用いた調査から—[J]. 石川看護雑誌，8：29-39.

汪春燕，尹梅，张静，等，2020. 基于"互联网+"的医院-社区-家庭三元联动健康管理模式在消化性溃疡患者中的应用[J]. 护理学杂志，35（15）：96-98，106.

汪晖，王颖，刘于，等，2020. 住院患者出院计划关键任务的证据总结[J]. 中华护理杂志，55（9）：1412-1419.

汪晖，王颖，刘于，等，2022. 出院计划核心实践指标体系及相关表单的构建[J]. 护理研究，36（2）：189-196.

汪晖，王颖，尹世玉，等，2021. 患者出院计划核心评价指标的构建[J]. 护理学杂志，36（22）：53-56.

王爱琴，2019. 如何加强残疾人就业保障金制度的优化建议[J]. 中国集体经济，（25）：108-109.

王冰花，汪晖，王成爽，2020. 出院准备服务评估工具的研究进展[J]. 护士进修杂志，35（4）：330-333.

王莉，孙晓，张寸，等，2016. 医院-社区联动下的慢性病延续性照护现状研究进展[J]. 护理研究，30（32）：3973-3976.

王若琰，郑小敏，2016. 基于希望理论的电话及短信干预随访在乳腺癌病人出院后的应用效果[J]. 全科护理，14（30）：3145-3147.

王巍，张欣，李越，等，2021. 压力性损伤居家老年患者医院-社区-家庭三元联动护理实践[J]. 中华护理杂志，56（8）：1225-1229.

王颖丽，金其林，崔明，等，2012. 老年人"介护式"居家护理服务需求调查[J]. 上海医药，33（2）：25-26，29.

吴欣娟，王艳梅，2022. 护理管理学[M]. 5版. 北京：人民卫生出版社.

席淑华，赵继军，赵建华，等，2007. 成功大学附属医院出院准备服务概况与启示[J]. 中华护理杂志，42（4）：341-342.

项丽敏，赵瑾，龚永丽，等，2018. 社区联动延续护理对原发性高血压患者遵医行为的影响[J]. 上海护理，18（12）：34-37.

篠田道子，社団法人全国訪問看護事業協会，2006. ナースのための退院調整院内チームと地域連携のシステムつくり[M]. 日本：看護協会出版会.

谢琳璐，张斐，2017. 老年社会工作服务成效评估指标体系研究综述[J]. 社会福利（理论版），（2）：14-17.

徐建萍，石贞仙，孟艳亭，等，2010. 流程管理在住院病人护理服务中的应用[J]. 护理研究，24（29）：2693-2694.

徐榆林. 以家庭为中心的赋权教育模式对肺癌化疗患者出院准备度及生活质量的影响[D]. 郑州：郑州大学，2021.

徐玉林，李善玲，2017. 实施延续护理护士核心能力的研究进展[J]. 护理学报，24（12）：24-27.

徐志荣，买娟娟，王丽，等，2022. 健康行为互动模式的家庭访视护理在社区脑卒中患者中的应用[J]. 实用医学杂志,38(20):2614-2619.

许春,2021. 我国明确老年人居家医疗服务范围和门槛[J]. 中国农村卫生事业管理,41(2):92.

许燕鸿,2022. 基于筛查平台的结直肠息肉镜下切除术后患者医院-社区联动管理模式的构建[D]. 南昌:南昌大学.

严晓雯,黄慧群,孙湛,等,2018. 医院-社区联动血糖管理模式的构建[J]. 中国卫生质量管理,25(1):91-96,50.

杨海苓,王萍,侯文秀,等,2016. 医院-社区-家庭三元联动延续护理平台的设计及应用[J]. 中华护理杂志,51(9):1133-1137.

杨秋华,赵忆文,杨庆华,等,2013. 医院联动社区建立居家静脉置管患者安全管理策略[J]. 上海护理,13(3):35-37.

杨小玲,东爱华,李霞,等,2012. 入院流程及健康指导模式改造效果分析[J]. 护理实践与研究,9(8):27-28.

杨雪凝. 基于循证构建老年 COPD 患者出院准备服务方案及实证研究[D]. 蚌埠:蚌埠医学院,2022.

姚能亮,2020. 中国居家医疗的服务模式探索[J]. 中国全科医学,23(12):1455-1458.

叶莉莉,田玫,1998. 出院准备服务过程之剖析[J]. 护理杂志,45(5):66-72.

叶莉莉,黄莹雯,陈盈伶,等,1998. 出院准备服务计划评价表之建立[J]. 护理杂志,45(6):71-80.

易银萍,2018. 基于聚焦解决模式的出院计划在慢性心力衰竭患者中的应用研究[D]. 成都:成都中医药大学.

易银萍,蒋运兰,楚鑫,等,2019. 慢性心力衰竭病人的出院计划研究进展[J]. 护理研究,33(14):2427-2430.

尹晓彤,朱蓝玉,李春映,2020. 四元联动整合照护在老年失智症患者中的应用进展[J]. 中华护理杂志,55(12):1890-1896.

于颖,王春丽,雷雪雪,2020. 肝移植患者出院准备服务流程的建立及应用[J]. 护理学杂志,35(4):30-33.

余辉,吴鸿珠,叶佩丽,等,2017. 社区糖尿病居家护理评估表应用分析[J]. 中医药管理杂志,25(1):11-13.

曾祥军,2021. 社会工作参与社区联动治理的模式研究:以番禺区"五社联动"模式为例[D]. 广州:广东外语外贸大学.

张丹阳,2019. 残疾人社会保障现状与对策分析[J]. 现代交际,(19):85-86.

张蕾,2016. 以需为本的残疾人社会保障:国际经验与中国实践[J]. 残疾人研究,(1):16-22.

张琪,2009. 转变思路 走进社区 联动构建新型城市医疗网络:三级中医医院支持社区卫生服务的实践与体会[J]. 江苏中医药,41(3):1-3.

张群,秦素霞,魏小庆,等,2019. 社区护理学[M]. 成都:四川大学出版社.

张玮,葛敏,陈毅芳,等,2019. 基于精益管理理论的出院带药流程再造实践与体会[J]. 中国现代应用药学,36(12):1569-1573.

张晓娜,李鑫丹,芦鸿雁,等,2022. 出院准备服务对慢性阻塞性肺疾病患者干预效果的 Meta 分析[J]. 中华护理杂志,57(1):42-48.

张秀兰,徐月宾,方黎明,2009. 改革开放 30 年:在应急中建立的中国社会保障制度[J]. 北京师范大学学报(社会科学版),(2):120-128.

张艳萍,2019. 医院-社区联动血糖云管理模式的构建及应用[J]. 中国护理管理,19(S1):161-163.

赵纯红,张凤,张怡,2016. 某社区慢性阻塞性肺疾病居家患者的服务需求调查[J]. 上海预防医学,28(6):418-420.

赵慧华,黄慧群,梁玮,等,2018. 依托医院-社区联动血糖管理项目向社区辐射优质护理资源的实践与效果[J]. 中国护理管理,18(11):1449-1453.

赵庆，刘贤亮，牛淑珍，等，2018. 慢性病患者医院-社区联动延续护理质量指标的研究进展[J]. 中华护理杂志，53（11）：1386-1390.

赵庆，施雁，2019. 脑卒中延续性照护效果评价指标研究进展[J]. 中国护理管理，19（1）：108-112.

赵岳，2005. 对住出院病人实施出院计划的研究进展[J]. 天津护理，13（2）：123.

赵岳，2005. 护士在实施出院计划过程中面临的几个问题[J]. 天津护理，（4）：247.

赵岳，2005. 护士在实施出院计划中的角色[J]. 天津护理，13（3）：185.

赵岳，2007. 连续护理过程中护士的团队合作[J]. 中国护理管理，（9）：77-78.

赵岳，2007. 探讨连续护理过程中出院计划模式的应用[J]. 中国护理管理，7（7）：78-80.

浙江大学医学院附属第二医院，中国医院协会，中南大学湘雅医院，等，2020. 出院患者随访服务团体标准[J]. 中华护理杂志，55：39-42.

中华人民共和国国务院办公厅，2015. 关于推进分级诊疗制度建设的指导意见[J]. 中国实用乡村医生杂志，（19）：3-5，6.

中华人民共和国人力资源和社会保障部. 人力资源社会保障部办公厅关于开展长期护理保险制度试点的指导意见[EB/OL].（2016-06-27）[2022-04-10]. http：//www. mohrss. gov. cn/xxgk2020/fdzdgknr/zlbmxgwj/ylbx/201607/t20160705_242951. html.

周红娣，盛芝仁，宋晓萍，等，2020. 区域化"互联网+护理服务"模式的构建与实践[J]. 中国护理管理，20（9）：1400-1404.

周兰兰，2021. 基于"互联网+"慢性阻塞性肺疾病"医院-社区-护理院-家庭"四元联动延续护理模式的构建[D]. 南京：东南大学.

周文琴，吴荣，陆蓓蓓，等，2018. 医院-社区联动模式提升社区护士中医护理服务能力的实践研究[J]. 中国护理管理，18（11）：1454-1458.

周月琴. 医务社工介入老年慢病出院准备服务模式研究[D]. 南京：南京理工大学，2021.

朱颖，郑桃，魏佳慧，等，2022. 住院患儿及照顾者出院准备度研究进展[J]. 护理学杂志，37（4）：102-105.

AARC. AARC Clinical Practice Guideline Discharge Planning for the Respiratory Care Patient [EB/OL].（1995）[2010-10-30]. http：//www. aarc. org/daz/rcjournal/rcjournal/x. RCJOURNAL COM%2002. 21. 07/online_resources/cpgs/dprpcpg. html.

ACT Health Policy Division. ACT Health discharge planning policy[EB/OL].（2006）[2010-05-10]. http：//www. health. act. gov. au/c/health?a=dlpubpoldoc&document=883.

Ades P A, Keteyian S J, Wright J S, et al., 2017. Increasing cardiac rehabilitation participation from 20% to 70%：a road map from the million hearts cardiac rehabilitation collaborative[J]. Mayo Clin Proc，92（2）：234-242.

Agency for Healthcare Research and Quality, 2013. Re-Engineered Discharge（RED）Toolkit [EB/OL].（2013-03）[2022-07-26]. https://search. ahrq. gov/search?q=discharge+planning.

Agency for Healthcare Research and Quality, 2017. Care Transitions from hospital to home：IDEAL Discharge Planning [EB/OL].（2017-12-01）[2022-07-26]. https://search. ahrq. gov/ search?q =discharge+planning.

Agency for Healthcare Research and Quality. Re-Engineered Discharge（RED）Toolkit[EB/OL].（2013-03-01）[2022-08-27]. https://www. ahrq. gov/hai/red/toolkit/postdischarge- doc. html.

Alexander M F, Runciman P J, 2003. ICN framework of competencies for the generalist nurse：Report of the development process and consultation[M]. Geneva：Jean Marteau, 21-36.

American Hospital Association, the Picker Institute, 1997. Eye on patients：excerpts from a report on patients' concerns and experiences about the health care system[J]. J Health Care Finance, 23（4）：2-11.

Athena M, 2006. The Person in Dementia：A Study of Nursing Home Care in the US[M]. Toronto：University of

Toronto Press.

Blaylock A, Cason C L, 1992. Discharge planning predicting patients' needs[J]. J Gerontol Nurs, 18（7）: 5-10.

Blouin G, Fowler B, 2007. Improving Medication Management in Home Care: Issues and Solutions[J]. J Palliat Med, 10（1）: 232-243.

Branowicki P M, Vessey J A, Graham D A, et al., 2017. Meta-analysis of clinical trials that evaluate the effectiveness of hospital-initiated postdischarge interventions on hospital readmission[J]. J Healthc Qual, 39（6）: 354-366.

Breneol S, Hatty A, Bishop A, et al., 2018. Nurse-led discharge in pediatric care: a scoping review[J]. J Pediatr Nurs, 41: 60-68.

Brooten D, Naylor M D, York R, et al., 2002. Lessons learned from testing the quality cost model of Advanced Practice Nursing（APN）transitional care[J]. J Nurs Scholarsh, 34（4）: 369-375.

Brown S J, 1998. A framework for advanced practice nursing[J]. J Prof Nurs, 14（3）: 157-164.

Bryant-Lukosiu D, 刘晓航, 张俊娥, 2017. 由高级实践护士主导的延续护理现状与展望[J]. 中国护理管理, 17（4）: 439-443, 433.

Buch E, 2018. Inequalities of aging: paradoxes of independence in American home care[M]. New York: NYU Press.

Burau V, Theobald H, Blank R, 2007. Governing Home Care[M]. Cheltenham: Edward Elgar Publishing.

Burden N, 2004. Discharge planning for the elderly ambulatory surgical patient[J]. J Perianesth Nurs, 19（6）: 401-405.

Carroll A, Dowling M, 2007. Discharge planning: communication, education and patient participation[J]. Br J Nurs, 16（14）: 882-886.

Centers for Medicare, Medicaid Services. Revision to State Operations Manual（SOM）, Hospital Appendix A-Interpretive Guidelines for 42 CFR 482.43, Discharge Planning[EB/OL].（2013-05-17）[2019-08-20]. https://www.cms.gov/Medicare/Provider-Enrollment-and-Certification/SurveyCertificationGenInfo/Policy-and-Memos-to-States-and-Regions-Items/Survey-and-Cert-Letter-13-32.html.

ChatierjeeH M, 2004. Nurses to take over simple discharge[J]. Nurs Times, 100（35）: 2.

Coe C, 2019. The new American servitude: political belonging among African immigrant home care workers[M]. New York: NYU Press.

Cowan M J, Shapiro M, Hays R D, et al., 2006. The effect of a multidisciplinary hospitalist/physician and advanced practice nurse collaboration on hospital costs[J]. J Nurs Adm, 36（2）: 79-85.

Cowart M E, Quadagno J, 1996. From Nursing Homes to Home Care[J]. J Aging Soc Policy, 7（3-4）: 1-2.

Cranford C, 2020. Home care fault lines: understanding tensions and creating alliances[J]. Int J Care Caring, 4: 611-613.

Dal Molin A, Gatta C, Derossi V, et al., 2014. Hospital discharge: results from an Italian multicenter prospective study using Blaylock Risk Assessment Screening Score[J]. Int J Nurs Knowl, 25（1）: 14-21.

Day M R, McCarthy G, Coffey A, 2009. Discharge planning: the role of the discharge co-ordinator[J]. Nurs Older People, 21（1）: 26-31; quiz32.

Department of Health. Discharge from hospital: pathway, process and practice[EB/OL].（2003-01-28）[2023-03-14]. http://www.doh.gov.uk/jointunit.

Department of Health. Discharge from hospital: pathway, process and practice[EB/OL].（2010-10-30）[2022-06-15]. https://www.dh.gov.uk/prod_consum_dh/groups/dh_digitalassets/@dh/@en/docu-ments/ digitalasset/dh_4116525.pdf.

Diamond T, 1992. Making gray gold: narratives of nursing home care[M]. Chicago: University of Chicago Press.

Dibner AS. Personal Response Systems: An International Report of a New Home Care Service. Taylor and Francis, 2020.

Fox M, 2016. Nurse-led early discharge planning for chronic disease reduces hospital readmission rates and all-cause mortality[J]. Evid Based Nurs, 19(2): 62.

Galvin E C, Wills T, Coffey A, 2017. Readiness for hospital discharge: a concept analysis[J]. J Adv Nurs, 73(11): 2547-2557.

Gray C, Christensen M, Bakon S, 2016. Nurse-initiated and criteria-led discharge from hospital for children and young people[J]. Nurs Child Young People, 28(8): 26-29.

Health Canada. Discharge planning[EB/OL]. (2003-05-05)[2023-03-14]. http://www.btb.termiumplus.gc.ca/tpv2alpha/alpha-eng.html?

Health Quality Ontario, 2017. Effect of early follow-up after hospital discharge on outcomes in patients with heart failure or chronic obstructive pulmonary disease: a systematic review[J]. Ont Health Technol Assess Ser, 17(8): 1-37.

Health Quality Ontario. Adopting a common approach to transitional care planning: helping health links improve transitions and coordination of care[EB/OL]. (2022)[2022-06-14]. https://dokumen.tips/documents/adopting-a-common-approach-to-transitional-care-planning-adopting-a-common.html?page=1.

Health Service Executive. Integrated Care Guidance: a practical guide to discharge and transfer from hospital [EB/OL]. (2014-03)[2019-08-20]. https://www.hse.ie/eng/about/who/qid/ resources publications/national integrated care guidance.pdf.

Holland D E, Bowles K H, 2012. Standardized discharge planning assessments: impact on patient outcomes[J]. J Nurs Care Qual, 27(3): 200-208.

Holland D E, Hemann M A, 2011. Standardizing hospital discharge planning at the Mayo Clinic[J]. Jt Comm J Qual Patient Saf, 37(1): 29-36.

HSE National Integrated Discharge Planning Steering Committee. HSE Code of Practice for Integrated Discharge Planning[EB/OL]. (2009-11)[2022-03-15]. https://www.hse.ie/eng/about/who/quality and patient safety/safe patient care/Integrated Discharge Planning.pdf.

Jones C E, Hollis R H, Wahl T S, et al., 2016. Transitional care interventions and hospital readmissions in surgical populations: a systematic review[J]. Am J Surg, 212(2): 327-335.

Jung P S, 2011. A study on the relationships between life quality of elderly with dementia and family relationship[J]. J Fam Relat, 16: 3-17.

Kamermayer A K, Leasure A R, Anderson L, 2017. The effectiveness of transitions-of-care interventions in reducing hospital readmissions and mortality: a systematic review[J]. Dimens Crit Care Nurs, 36(6): 311-316.

Kaye L W. New Developments in Home Care Services for the Elderly: Innovations in Policy, Program, and Practice. Taylor and Francis, 2013.

King C, MacMillan M, 1994. Documentation and discharge planning for elderly patients[J]. Nurs Times, 90(20): 31-33.

King M, Jones L, McCarthy O, et al., 2009. Development and pilot evaluation of a complex intervention to improve experienced continuity of care in patients with cancer[J]. Br J Cancer, 100（2）: 274-280.

Lees L, 2013. The key principles of effective discharge planning[J]. Nurs Times, 109（3）: 18-19.

Lenard W K. New Developments in Home Care Services for the Elderly. Taylor and Francis, 2013.

Lile J L, Borgeson L, 1998. Discharge planning. Implications for staff development educators[J]. J Nurs Staff Dev, 14（1）: 47-51.

Lin P C, Wang J L, Chang S Y, et al., 2005. Effectiveness of a discharge-planning pilot program for orthopedic patients in Taiwan[J]. Int J Nurs Stud, 42（7）: 723-731.

Lin S C, Cheng S J, Shih S C, et al., 2013. The past, present, and future of discharge planning in taiwan[J]. Int J Gerontol, 7（2）: 65-69.

Louis Simonet M, Kossovsky M P, Chopard P, et al., 2008. A predictive score to identify hospitalized patients' risk of discharge to a post-acute care facility[J]. BMC Health Serv Res, 8: 154.

Lu L, Ding L, Lu H, et al. 2023. Validation of the index for the core competence of nurses leading discharge planning for older patients in china[J]. Frontiers of Nursing, 10（1）: 51-64.

Mabire C, Dwyer A, Garnier A, et al., 2018. Meta-analysis of the effectiveness of nursing discharge planning interventions for older inpatients discharged home[J]. J Adv Nurs, 74（4）: 788-799.

McClelland E, Kelly K, 1980. Characteristics of clients referred for post-hospital health care[J]. Home Health Rev, 3（3）: 11-22.

Medicare: "Planning for Your Discharge"-Publication 11376[EB/OL]. （2015-02-26）[2023-03-14]. http://www.medicare.gov/Publications/Pubs/pdf/11376.pdf.

Meiqari L, Al-Oudat T, Essink D, et al., 2019. How have researchers defined and used the concept of 'continuity of care' for chronic conditions in the context of resource-constrained settings? A scoping review of existing literature and a proposed conceptual framework[J]. Health Res Policy Syst, 17（1）: 27.

Mennuni M, Gulizia M M, Alunni G, et al., 2017. ANMCO position paper: hospital discharge planning: recommendations and standards[J]. Eur Heart J Suppl, 19（Suppl D）: D244-D255.

Metra M, Gheorghiade M, Bonow R O, et al., 2010. Postdischarge assessment after a heart failure hospitalization: the next step forward[J]. Circulation, 122（18）: 1782-1785.

Mistiaen P, Duijnhouwer E, Prins-Hoekstra A, et al., 1999. Predictive validity of the BRASS index in screening patients with post-discharge problems. Blaylock Risk Assessment Screening Score[J]. J Adv Nurs, 30（5）: 1050-1056.

Mollaoğlu M. Caregiving and Home Care. IntechOpen, 2018.

Nagae H, Tanigaki S, Okada M, et al., 2013. Identifying structure and aspects that 'continuing nursing care' used in discharge support from hospital to home care in Japan[J]. Int J Nurs Pract, 19 Suppl 2: 50-58.

National Health Service. Achieving timely simple discharge from hospital[EB/OL]. （2004-08-16）[2022-03-15]. https://www.bipsolutions.com/docstore/pdf/8092.pdf.

National Institute for Health and Care Excellence. Chronic obstructive pulmonary diseasein over 16s: diagnosis and management[EB/OL]. （2018-12）[2021-04-10]. https://www.nice.org.uk/guidance/ng115.

Naylor M D, Brooteni D A, Campbell R L, et al., 2004. Transitional care of older adults hospitalized with heart failure: a randomized, controlled trial[J]. J Am Geriatr Soc, 52（5）: 675-684.

NHS Wales. Discharge from hospital[EB/OL]. （2007-06）[2023-03-14]. http://www.wales.nhs.uk/sitesplus/829/document/116821-173.

Nordmark S, Zingmark K, Lindberg I, 2016. Process evaluation of discharge planning implementation in healthcare using normalization process theory[J]. BMC Med Inform Decis Mak, 16: 48.

Oliver D, Tureman S, 2013. The Human Factor in Nursing Home Care[M]. Oxfordshire: Taylor and Francis.

Petitgout J M, 2015. Implementation and evaluation of a unit-based discharge coordinator to improve the patient discharge experience[J]. J Pediatr Health Care, 29 (6): 509-517.

Queensland Health. Central Queensland Hospital and Health Service[EB/OL]. (2015-02-06)[2023-03-14]. http://www. health. qld. gov. au/cq/patients-visitors/defualt. asp#discharge.

Rodakowski J, Rocco P B, Ortiz M, et al., 2017. Caregiver integration during discharge planning for older adults to reduce resource use: a metaanalysis[J]. J Am Geriatr Soc, 65 (8): 1748-1755.

Sager M A, Rudberg M A, Jalaluddin M, et al., 1996. Hospital admission risk profile (HARP): identifying older patients at risk for functional decline following acute medical illness and hospitalization[J]. J Am Geriatr Soc, 44 (3): 251-257.

Shiwaku K, Sakurai A, Shaw R, 2016. Disaster Resilience of Education Systems: Experiences from Japan [J]. Springer,

Stacey C L, 2011. The caring self: the work experiences of home care aides[M]. Ithaca: ILR Press.

Tanaka M, Yamamoto H, Kita T, et al., 2008. Early prediction of the need for non-routine discharge planning for the elderly[J]. Arch Gerontol Geriatr, 47 (1): 1-7.

Terry D L, Mlinac M E, Steadman-Wood P L, 2020. Providing Home Care for Older Adults: A Professional Guide for Mental Health Practitioners[M]. Publisher: Routledge.

Threapleton D E, Chung R Y, Wong S Y S, et al., 2017. Integrated care for older populations and its implementation facilitators and barriers: a rapid scoping review[J]. Int J Qual Health Care, 29 (3): 327-334.

Turner K J, 2012. Advances in Home Care Technologies[M]. New York: IOS Press.

Watts R, Pierson J, Gardner H, 2006. Critical care nurses' beliefs about the discharge planning process: a questionnaire survey[J]. Int J Nurs Stud, 43 (3): 269-279.

Yancy C W, Jessup M, Bozkurt B, et al., 2013. 2013 ACCF/AHA guideline for the management of heart failure: executive summary: a report of the American college of cardiology foundation/American heart association task force on practice guidelines[J]. Circulation, 128 (16): 1810-1852.

Yu D S, Lee D T, Stewart S, et al., 2015. Effect of nurse-implemented transitional care for Chinese individuals with chronic heart failure in Hong Kong: a randomized controlled trial[J]. J Am Geriatr Soc, 63 (8): 1583-1593.

Zurlo A, Zuliani G, 2018. Management of care transition and hospital discharge[J]. Aging Clin Exp Res, 30 (3): 263-270.